सेक्स के रंग

सुरेन्द्र नाथ सक्सेना

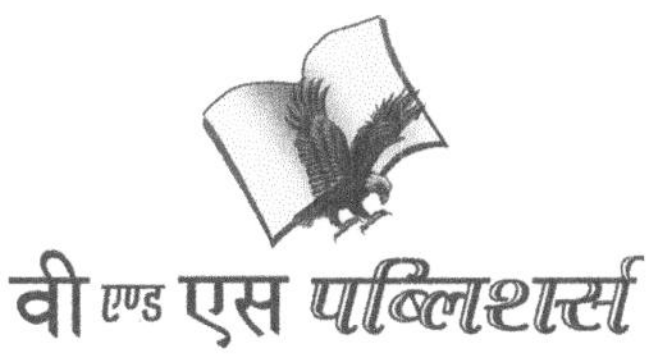

वी एण्ड एस पब्लिशर्स

प्रकाशक

वी एण्ड एस पब्लिशर्स

F-2/16, अंसारी रोड, दरियागंज, नई दिल्ली-110002

☎23240026, 23240027

✉ info@vspublishers.com • 🌐 www.vspublishers.com

Online Brandstore: amazon.in/vspublishers

क्षेत्रीय कार्यालय : हैदराबाद

5-1-707/1, ब्रिज भवन (सेन्ट्रल बैंक ऑफ इण्डिया लेन के पास)

बैंक स्ट्रीट, कोटी, हैदराबाद-500 095

☎ 040-24737290

✉ vspublishershyd@gmail.com

फ़ॉलो करें: 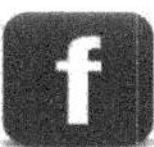 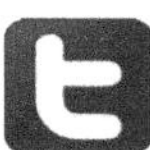 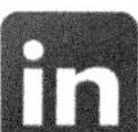

BUY OUR BOOKS FROM: AMAZON FLIPKART

ISBN 978-93-505769-3-9

नवीन संस्करण

मुद्रक : परम ऑफसेटर्स, ओखला, नई दिल्ली-110020

प्रकाशकीय

मानव जीवन में खुशियों के मूल कारणों में 'सेक्स' का महत्त्व किसी से छिपा नहीं है। सेक्स वास्तव में एक प्राचीन कामकला है जिसके माध्यम से मनुष्य की शारीरिक तृप्ति होने के साथ उसे मानसिक तनावों से भी मुक्ति मिलती है। अकसर ऐसा देखा गया है हमारे समाज में बहुत से किशोर एवं किशोरियाँ काम-कला के अधूरे ज्ञान के कारण गलत आदतों का शिकार होकर अपना बहुमूल्य जीवन बर्बाद कर बैठते हैं।

इन सब बातों को ध्यान में रखते हुए जनहित एवं आत्म-विकास की पुस्तकों के प्रकाशक 'वी एण्ड एस पब्लिशर्स' ने नवीनतम पुस्तक **'सेक्स के रंग'** प्रकाशित की है। प्रस्तुत पुस्तक में सेक्स के सभी जरूरी तथ्यों एवं बारीकियों को चित्रों सहित जानकारी दी गई है।

निश्चित रूप से यह पुस्तक सेक्स के विषय में समाज में फैली तमाम भ्रांतियों एवं निराशा को दूर करने में सहायक सिद्ध होगी।

हमें पूर्ण विश्वास है, हमारे पाठकगण हमारी अन्य पुस्तकों की भांति इस पुस्तक को भी अपनायेंगे। यह पुस्तक वास्तव में आपकी पारिवारिक खुशियों की नींव रखने में महत्त्वपूर्ण भूमिका निभाती है।

विषय-सूची

1. **काम (Sex) का महत्त्व** **7**
   ➢ बच्चों में सेक्स शिक्षा का महत्त्व 12
2. **विवाह और परिवार** **14**
   ➢ मीठे बोल कितने अनमोल 15
3. **कुण्डली मिलान से अधिक आवश्यक मेडिकल चेकअप व पृष्ठभूमि** ... **17**
4. **तैयारियाँ मधुर मिलन की** **29**
   ➢ मिलन कक्ष (Goldennight Room) 25
   ➢ सुहागरात और मिलन रात्रि में अन्तर 25
   ➢ विवाह और लिव-इन रिलेशनशिप 26
   ➢ लिव-इन रिलेशंस के कारण 26
5. **प्यार के मोहक रंग** **29**
   ➢ प्राकक्रीड़ाएँ (Fore play) और प्रणय क्रीड़ाएँ (Sex games) 29
   ➢ चुम्बन करने की बाजी लगाना 34
   ➢ प्रणय क्रीड़ा और सम्भोग हेतु की जाने वाली मालिश 42
   ➢ मालिश के प्रकार 44
   ➢ स्वास्थ्यप्रद मालिश का क्रम 44
   ➢ अगल-बगल का भाग 47
   ➢ मक्खनी मालिश 47
   ➢ मक्खन में मिली मदिरा 47
   ➢ साबुन की मालिश (Soapy massage) 47
   ➢ प्रेम युद्ध या प्यार भरी लड़ाई 48
   ➢ ना! ना! करके प्यार 48
6. **काम का सिंहासन** **50**
   ➢ मिलन स्थल 60
   ➢ स्वीमिंग पूल में सम्भोग 61
   ➢ शिश्न प्रवेश प्रहार तथा घर्षण की मुख्य विधियाँ 62

वैवाहिक जीवन में भरे नये रस-रंग ***63***

१

काम (Sex) का महत्त्व

सुहागरात के मधुर सपनों को सजोता हुआ वह अत्यन्त स्वस्थ-सुन्दर युवा अपनी पत्नी के मिलन कक्ष में पहुँचा तो द्वार अन्दर से बन्द था। उसने द्वार खटखटाया, पत्नी को प्रेम भरी वाणी में पुकारा, परन्तु कोई उत्तर नहीं मिला। पुकार-पुकार कर जब वह थक चुका तब उसकी पत्नी ने द्वार के पीछे से क्रोधित स्वर में कही, 'तुम जैसे मूर्ख के साथ मैं नहीं रह सकती। लौट जाओ और उस समय तक मेरे पास नहीं आना जब तक तुम मेरे योग्य विद्वान नहीं बन जाओ।' और वह युवक घोर निराशा से भरा हृदय लेकर वापस लौट आया। पत्नी की चुनौती उसके हृदय को चीरती हुई प्राणों तक पहुँच गयी थी। उस अशिक्षित युवक के दृढ़ निश्चय किया कि वह एक दिन इतना महान विद्वान बन कर दिखाएगा कि पत्नी उसे स्वीकार किये बिना नहीं रह सकेगी। वह रात-दिन अध्ययन, मनन और लेखन में जुट गया। और कुछ वर्षों बाद वह अपने समय का महान् कवि तथा विद्वान बन कर प्रतिष्ठित हुआ। आप भी अवश्य जानते होंगे उस महान् कवि का नाम संस्कृत साहित्य के उस महान् कवि तथा नाटककार का नाम था-कालिदास। आज उसक रचनायें भारत में ही नहीं विश्व के अनेक देशों की भाषाओं में अनुवादित या रूपान्तरित हो चुकी हैं।

किसी भी क्षेत्र के महान् पुरुष या महिला का नाम लीजिए चाहें वह विज्ञान, साहित्य, राजनीति या कला का हो उसक सफलता के पीछे काम ऊर्जा का ही चमत्कार होता है। इसीलिए अँग्रेजी में कहा जाता है- There is always a woman behind every succeseful man. अर्थात् हर सफल पुरुष के पीछे हमेशा एक महिला होती है। आज नारी स्वतन्त्रता के युग में हम इसमें एक पंक्ति और जोड़ सकते हैं कि - There is always a man behind every successful woman अर्थात् हर सफल नारी के पीछे सदैव एक पुरुष होता है। संस्कृत में

'काम' को मनोज भी कहते हैं जिसका अर्थ होता है मन का ओज या मन की आन्तरिक ऊर्जा।

यह एक गहरा रहस्य है कि किस प्रकार मन का यह ओज, प्रेम की यह आन्तरिक शक्ति स्त्री या पुरुष में रूपान्तरित होकर उससे ऐसे महान् कार्य करा देती है कि संसार आश्चर्य चकित रह जाता है।

प्रसिद्ध मनोवैज्ञानिक फ्रॉयड व्यक्ति में विपरीत सेक्स के प्रति आकर्षण से उत्पन्न भावनात्मक ऊर्जा को लिबिडो (Libido) कहा करते थे और उसे सबसे अधिक महत्त्व देते थे। इसे हम व्यावहारिक भाषा में यौन सम्बन्धी इच्छाएँ और आवेग कह सकते हैं।

हमारे पूर्व आर्यों द्वारा 'काम' (Sex) और उसके देवता 'कामदेव' को सबसे अधिक पूज्य माना गया है। कामदेव के समान कोई देवता नहीं है। काम नहीं हो तो मानवजाति नष्ट हो जाये। काम से ही हमारा जन्म होता है, यह जीवन मिलता है। जीवन न हो तो सब बेकार है। भारतीय संस्कृत कोष- लीलाधर शर्मा पर्वतीय द्वारा संकलित संपादित अथर्ववेद में प्रथम देवता के रूप में कामदेव को 'श्रद्धा' का और हरिवंश पुराण में लक्ष्मी का पुत्र कहा गया है। सच है व्यक्ति के ऊपर माँ लक्ष्मी की कृपा हो तभी उसे काम की सन्तुष्टि के लिए योग्य संगी या संगनी प्राप्त होती है और इसके साथ ही दोनो युवक तथा युवती में परस्पर श्रद्धा हो तभी काम (Sex) का आनन्द परमानन्द की झलक दिखाता है।

"सातिरेकमद कारणं रहस्तेन दत्तम मिलेषु रङ्गना.:

तामिर धुपहन्तं मुखासवं सोऽपि कुलतुल्य दोहद:"

महाकवि कालिदास द्वारा रचित 19वें सर्ग में वर्णन करते हुए कवि कहता है- जल में मनोरंजन करते समय राजा, यौवन की अधिकता से पगलाई विलासी युवतियों के उरोजों (स्तनों) से टकरा कर उनके साथ हिलते कमलों से भरे जल में विविध रीतियों से सम्भोग करता है। राजा मदहोश कर देने वाली मदिरा का घूँट भर कर उन सुन्दरियों के मुँह में डाल देता है। वे सुन्दरियाँ अपने मुँह में उस मदिरा को लेकर राजा के मुँह में डाल देती है और इस तरह राजा का वकुल (एक प्रकार का पौधा, पुरानी मान्यता के अनुसार इस पौधे में कली आने के बाद इस पर मुँह में मदिरा भर कर कुल्ला करने से पौधा फलता-फूलता है) दोहद पूरा होता है।

'मेघदूत' में महाकवि कालिदास कहते है, 'अलका नगरी के यक्ष बहुत रसिया है। काम की जल्दबाजी अर्थात् सम्भोग जल्दी से जल्दी करने की इच्छा के कारण वे काँपते हाथों से अपनी प्रेमिकाओं के नीवी बन्धन (कमर में पहने जाने वाले वस्त्र के नाड़े) को तोड़ देते हैं, फिर वे युवतियों के अधोवस्त्र (Undergarments) अलग कर देते हैं। तब लज्जा से सुन्दर ओठों वाली युवतियाँ घबड़ा कर रत्नदीपों के प्रकाश को बुझाने के लिए कुमकुम को मुठ्ठी में भर कर उन पर फेंकती है ताकि अन्धेरा हो जाये और उनके उरोजों (स्तनों) और गुप्तांगो को उनका प्रेमी नग्न नहीं देख पाये।'

मनुष्य देह में काम का मूल केन्द्र कहाँ है इस बारे में अब विज्ञान पता लगा चुका है। लेकिन आज से कम से कम 6 या 7 हजार वर्ष पहले भी हमारे ऋषि-मुनियों को इस सम्बन्ध में ज्ञात था। इस बारे में भगवान शिव से सम्बन्धित एक पौराणिक कथा से ज्ञात होता है।

संक्षेप में यह कथा यों है-

शिवजी हिमालय पर तपस्या कर रहे थे। पार्वती जी ने सोचा कि वह उन्हें अपने हाव-भाव से मोहित कर लेंगी। वह कामदेव को लेकर शिवजी के पास पहुँची। कामदेव ने शिवजी की समाधि भंग कर दी। शिवजी ने नेत्र खोले तो उन्हें पुष्पवाण लिए कामदेव दिखायी दिये। उन्हें उस पर क्रोध आया जिससे उनका तृतीय नेत्र खुल गया और कामदेव भस्म हो गया। यह समाचार पाकर कामदेव की पत्नी रति शिवजी के पास पहुँची और बिलख-बिलख कर रोने लगी बोलीं! 'कामदेव ने तो अपना कर्तव्य-पालन किया था, उसकी शिवजी से कोई शत्रुता नहीं थी।' इस पर भगवान शिव ने कहा कि कामदेव को अब शरीर तो नहीं मिल सकता परन्तु वह हर प्राणी के मनोमस्तिष्क में 'मनोज' रूप में रहेगा। इस प्रकार वह अमरत्व को प्राप्त कर लेगा।

संस्कृत में काम का अर्थ सेक्स (Sex) होता है। कामदेव को प्रणय का देवता माना जाता है। उसके पास भ्रमरों की पंक्ति से बनी प्रत्यंचा वाला धनुष और पुष्पों की वाण होते है। यूनान की प्राचीन कथाओं में कामदेव को क्यूपिड (Cupid) कहते हैं। उसको एक सुन्दर नग्न बालक के रूप में दिखाया जाता है। क्यूपिड के हाथों में भी धनुष तथा पुष्पों के वाण होते हैं। उसके शरीर पर पक्षियों जैसे पंख लगे दिखाये जाते है। क्यूपिड को वीनस (Venus) देवी का पुत्र माना जाता है। वीनस को सौन्दर्य और प्रेम की देवी के रूप में चित्रित किया गया है।

आधुनिक विज्ञान के अनुसार भी सिर (मस्तिष्क) में स्थित पिट्यूटरि ग्लैण्ड (Pituitary Gland), हाइपोथेलमस और फ्रंटल लाब सेक्स से सम्बन्धित अंगो के विकास और उनके कार्यों में मूल भूमिका निभाते हैं। वैसे भी यह एक सामान्य अनुभव की बात है कि जब स्त्री या पुरुष के मन किसी प्रकार के भय, चिन्ता, आतंक आदि भावों की प्रधानता होती है तो उसमें काम क्रियाओं या सम्भोग करने की इच्छा नहीं होती। सच्चा कामानन्द या सम्भोग सुख पाने के लिए स्त्री और पुरुष दोनों के मन में प्रेम का भाव होना आवश्यक है। यह प्रेम जब स्त्री और पुरुष के बीच होता है उसे प्रणय कहते हैं। ऐसे प्रेम का आधार सेक्स या 'काम' होता है। इस प्रणय से ही वात्सल्य, स्नेह आदि प्रेम के दूसरे भाव उत्पन्न होते है। वात्सल्य बच्चों के प्रति, स्नेह अपने छोटों के साथ होता है। प्रेम का मूल स्वभाव स्वार्थरहित होकर प्रेम पात्र या आदर्श के प्रति पूर्ण समर्पण तथा उसकी भलाई व खुशी के लिए सर्वस्व त्याग करता है। ऐसा निस्वार्थ प्रेम ही परमात्मा है। प्रेम हर व्यक्ति को अपार शक्ति देता है। वस्तुतः प्रणय जब प्रेम का रूप प्राप्त कर लेता है तो प्रेमी व्यक्ति चाहे वह स्त्री हो या पुरुष असम्भव कार्यों को भी सम्भव कर देता है। प्रेम का सेक्स सन्तुष्टि से कोई सम्बन्ध नहीं है, हाँ, प्रणय का है।

हमारे धर्म ग्रन्थों में धर्म, अर्थ, काम और मोक्ष इन चार पुरुषार्थों का वर्णन किया गया है। जिन नियमों को धारण कर व्यक्ति अपने जीवन को इस प्रकार व्यतीत करता है जिससे उसकी परिवार की तथा समाज की सर्वोमुखी उन्नति हो वह 'धर्म' है। 'अर्थ' अर्थात् धनार्जन करना। धनार्जन करने के बाद काम (Sex) का स्थान आता है अर्थात् अपने जीवनसाथी/संगनी के साथ 'काम' (Sex) सम्बन्ध बना कर बच्चों को जन्म देना तथा उनका विधिवत पालन करना। इसी उद्देश्य को पूरा करने के लिए विवाह की संस्था बनायी गयी ताकि बच्चों का अच्छी तरह लालन-पालन किया जाये और उन्हें उपयोगी संस्कार दिये जायें तथा वृद्धजनों को सम्मानित जीवन दिया जाये।

नर-नारी काम सुख पाने के बाद, पूर्ण मिलन में उन परम आनन्द भरे क्षणों का अनुभव करते हैं जब उन दोनों की चेतना एकाकार होकर ब्रह्माण्डीयचेतना में मिल जाती है। यह अद्भुत और रहस्यमय अनुभव व्यक्ति में यह कामना जगाता है कि क्या हम सदैव सम्भोगानन्द में नहीं रह सकते। भारतीय दर्शन कहता है, 'हाँ, यह सम्भव है।' इसी कामना से 'मोक्ष' प्राप्त करने के लिए व्यक्ति प्रयत्नशील हो जाता है। मोक्ष मृत्यु के बाद नहीं वरन् इसी जीवन में प्राप्त होता

है जब व्यक्ति संसार में रहते हुए, और अपने आवश्यक कर्मों को करते हुए अपनी चेतना को परमचेतना में लीन कर देता है। मोक्ष है आत्मा का परमात्मा में मिलन, यह मिलन मानव चेतना की एक ऐसी आनन्दमय स्थिति है जिसके बारे में सन्त कबीर ने कहा–

जब 'मैं' था तब हरि नहीं
अब हरि हैं मैं नाहि।
प्रेम गली अति सांकरी
जा में दो न समाय।।

श्रीकृष्ण रूप में परमात्मा को अपना पति मान कर मीराबाई ने सारा जीवन उनकी भक्ति में अर्पित करते हुए कहा

मैं तो प्रेम दीवानी, मेरा दरद न जाने कोय।
सूली ऊपर सेज पिया की किस विधि मिलना होय।।

संक्षेप में कहने का अर्थ है कि काम या सेक्स निन्दनीय विषय न होकर एक परम पवित्र तथा आनन्दमय विषय है, जो कला ही नहीं विज्ञान भी है, और वह विज्ञान ही नहीं अध्यात्म भी है। संसार के सभी प्राचीन धर्मों में काम को पूज्य माना गया। सम्पूर्ण सृष्टि को पुरुष तथा प्रकृति के मिलन का फल माना जाता है जिसे हिन्दूदर्शन में ज्योतिर्लिंग के रूप में देखा तथा पूजा जाता है।

टिप्पणी

शिव का अर्थ हैं कल्याणकारी, शुभ तथा जीवनदाता शक्ति। पार्वती हैं प्रकृति का प्रतीक। इस प्रकार यह शिव नामक किसी देव पुरुष अथवा पार्वती नाम की किसी देवी के यौन मिलन का प्रतीक नहीं वरन् ब्रह्माण्ड में व्याप्त जीवनशक्ति तथा प्रकृति के आपसी संगम को व्यक्त करने वाला परमपावन रूप है, जो एक साधारण आदमी को यह समझाता है कि ऊर्जा उत्पन्न करने के लिए प्रकृति (धन विद्युत) और पुरुष (ऋण विद्युत) का मिलन आवश्यक है।

शिवलिंग पूजा या ध्यान मूल रूप से भगवान शिव के लिंग तथा पार्वती जी की योनि की पूजा एवं ध्यान है। खुजराहो और कोणार्क जैसे मन्दिरों में तरह-तरह के आसनों में सम्भोगरत मूर्तियाँ इस तथ्य के जीवन्त प्रमाण हैं कि हमारे पूर्वजों ने सामाजिक जीवन में भी काम की कला तथा विज्ञान को महत्त्वपूर्ण स्थान दिया था। 'काम' (Sex) कोई दबा, छिपा और घिनौना कर्म नहीं माना जाता था। भारतीय समाज में सेक्स को पाप मानने का विचार विदेशी

यवन और इसाई आक्रममणकारियों की विजय तथा उनके लम्बे शासनकाल के दौरान फैला।

भारत में ही नहीं वरन् चीन, अफ्रीका, अमरीका, एशिया आदि महाद्वीपों में फैली प्राचीन संस्कृतियों में सेक्स को बहुत रहस्यमय एवं सम्मानित स्थान प्राप्त था। वास्तव में नर-नारी के पारस्परिक सम्भोग से एक नये बच्चे का जन्म होना, बच्चे का लड़का या लड़की होना आदि ये सब परमात्मा की देन या चमत्कार समझा जाता था। एक अद्भूत रहस्य जो मनुष्य की बुद्धि से परे था। इस रहस्य को आयुर्वेद के ज्ञाता और चीन के चिकित्सक कुछ सीमा तक जानते थे परन्तु आधुनिक विज्ञान ने इसके रहस्यों को लगभग पूरी तरह जान लिया है और अब भी वे इसके कुछ प्रश्नों को ज्ञात करने में लगे हैं।

बच्चों में सेक्स शिक्षा का महत्त्व

यह एक आश्चर्यपूर्ण दुःखद विषय है कि हमारे देश के अधिकांश लोग अब भी सेक्स को एक गन्दा या अश्लील विषय समझते और मानते हैं। बच्चों को बढ़ती उम्र के साथ सेक्स शिक्षा देने की महत्त्वपूर्ण बात बार-बार वाद-विवाद के चक्र में पड़ जाती है। इसका दुष्परिणाम यह होता है कि सेक्स का दमन करने से अधिकांश किशोरों में तरह-तरह की विकृतियाँ पनपने लगती हैं। माता-पिता द्वारा बच्चे को उसके जन्म देने की प्रक्रिया के बारे में नहीं बताते तथा सेक्स सम्बन्धी सत्य को गन्दा कहने के कारण जब वह अपने साथियों या अन्य स्रोत से सही बातें जानता है तो उसका विश्वास माता-पिता पर उतना नहीं रहता जितना पहले था।

इसके फलस्वरूप उनके व्यक्तित्व का विकास नहीं हो पाता। लाखों लोग अब भी सेक्स सम्बन्धी सही जानकारी नहीं होने के कारण गुप्त रोगों, एड्स तथा मानसिक रोगों के शिकार बन कर नारकीय मृत्यु का कष्ट भोगते है।

इससे भी अधिक दुःख इस तथ्य पर होता है कि संविधान द्वारा मूल अधिकारों की घोषणा हुए 65 वर्ष से भी अधिक व्यतीत हो चुके हैं परन्तु धर्म, जाति वर्ण आदि के आधार पर सैकड़ों प्रेमी-प्रेमिकाओं को विवाह करने की इजाजत नहीं मिलती। अधिक दृढ़ता दिखाने वाले युवक-युवतियों को उनके माता-पिता या जाति वाले ही जान से मार देते हैं। ऐसा गाँवों में ही नहीं वरन् अनेक शिक्षित शहरवासियों द्वारा भी किया जाता है। यहाँ तक की भारत की राजधानी दिल्ली तक में ऐसे मामलों को साहसी पत्रकारों ने सबके सामने उजागर किया और हत्यारों को न्यायालय द्वारा उचित दण्ड दिया गया है। यह अत्यन्त

दु:खद बात है कि हमारे देश के कुछ राजनैतिक नेता धर्मान्धता तथा जातिवाद को समाप्त करने के बजाय उसे सत्ता पाने के एक साधन के रूप में इस्तेमाल करते रहे और आज आलम यह है कि आम आदमी को धर्म तथा जाति के नाम पर वोट वैंक के रूप में तब्दील कर दिया गया है।

खुशी की बात यह है कि नवयुवक और नवयुवतियों में मनपसन्द व्यक्ति से विवाह के अधिकार के प्रति आगरूकता आ रही है और अनेक नगरों में उन्होंने ऐसे क्लब या संस्थाएँ बनाना शुरू कर दी हैं जो 18 वर्ष से ऊपर के युवक-युवतियों के जोड़ों को (जो आर्थिक रूप से अपना जीवन-यापन करने के योग्य हैं) प्रेम विवाह करने में मदद करते और उनको यथासम्भव सुरक्षा प्रदान करते हैं। प्रसन्नता का विषय है कि भारतीय न्यायालय सामाजिक-कार्यकर्ता, लेखकों, पत्रकारों व टी.वी. फिल्मों आदि द्वारा वयस्क नागरिक के प्रेम विवाह को समर्थन मिलने लगा है।

प्राय: यह कहा जाता है कि प्रेम विवाह सफल नहीं होते परन्तु क्या पारम्परिक रीति से किये जाने वाले विवाह सफल होते है? मुख्य बात यह है कि विवाह के बाद जो पति-पत्नी एक दूसरे की जरूरतों के साथ तालमेल बैठा लेते हैं उनके वैवाहिक जीवन में अन्त तक मधुरता बनी रहती है।

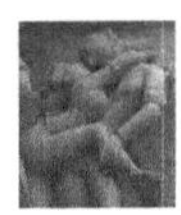

२

विवाह और परिवार

यदि पति या पत्नी के परिवार में कोई समस्या या शोक हो, तो एक-दूसरे की सहायता करनी चाहिए। वस्तुतः विवाह केवल एक युवक-युवती के बीच ही प्यार भरा सम्बन्ध नहीं वरन् यह दो परिवारों के बीच भी एक मधुर तथा स्थायी सम्बन्ध बनाता है। इस सम्बन्ध को दहेज, धन या अहंकार से ऊपर उठकर ही मधुर बनाया जा सकता है।

विवाह की मधुरता को नष्ट करने वाले मुख्य मनोभाव अहंकार और लोभ होते है। अहंकार से क्रोध उत्पन्न होता है और धन का लोभ बुद्धि नष्ट कर देता है। अतः पति-पत्नी के मध्य इन हानिकारक भावों के आ जाने से प्रेम का गला घुटने लगता है।

आज के कानूनी तथा सामाजिक सिद्धान्तों के अनुसार स्त्री तथा पुरुष दोनों को समान अधिकार प्राप्त है। अतः विवाह से सम्बन्धित दोनों परिवार कानूनी रूप से समान अधिकार रखते है। उनमें न कोई छोटा है और न बड़ा। दोनों ओर से पारिवारिक सम्बन्धों को मधुर बनाने के प्रयत्न किये जाने चाहिए। यदि परिवार के किसी सदस्य से जाने-अनजाने कोई गलती हो जाती है तो उसे क्षमा करना ही उचित और सुखद होता है। जहाँ तक मुमकिन हो दोनों परिवार के लोगों को आपसी एकता को बनाये रखने के लिए पूरे प्रयत्न करने चाहिए, क्योंकि पारिवारिक एकता बहुत बड़ी शक्ति होती है। उससे परिवार के प्रत्येक सदस्य को सहायता मिलती है एवं आगे आने वाली सन्तानों को भी उन्नति करने में सरलता होती है। यही नहीं वरन् दोनों परिवारों में अच्छे सम्बन्ध होने का प्रभाव नवदम्पत्ति के वैवाहिक जीवन पर भी शुभ सिद्ध होता है।

आजकल यह देखा जा रहा है कि विवाह के बाद वर-वधू के परिवार वालों के बीच प्रायः मधुर सम्बन्ध अधिक समय तक नहीं बने रह पाते। इसका प्रभाव वर-वधू के काम जीवन पर भी अच्छा नहीं पड़ता इसका कारण यह है कि

काम के चरम आनन्द को प्राप्त करने के लिए पति-पत्नी में एकनिष्ठ प्यार, समर्पण और आपसी विश्वास की आवश्यकता होती है। परिवार वालों के खराब सम्बन्धों का असर आपसी विश्वास को कमजोर करने लगता है। दूसरे, यदि पति-पत्नी में सच्चा प्रेम और विश्वास नहीं होगा, तो उनकी सन्तानों में भी असुरक्षा तथा भय की भवनाएँ चली जायेगी जो उनकी उन्नति में बाधाएँ डालेंगी।

वैवाहिक जीवन को सुखी बनाने के लिए यह आवश्यक है कि माता-पिता तथा सास-ससुर नवदम्पत्ति की काम तथा प्रणय की भावनाओं को समझें। उन्हें एकान्त में आपस में मिलने, घूमने-घामने आदि की सुविधाएँ, समय तथा स्थान दें ताकि उनका प्रेम भली-प्रकार विकसित हो सके। इसके साथ ही नव दम्पत्ति द्वारा अपने परिवार की आर्थिक तथा सामाजिक सीमाओं का ध्यान रखना आवश्यक है। पारिवारिक जीवन में चाहें स्त्री हो या पुरुष उसके अहम्, लोभ और निजी स्वार्थों के कारण टकराव उत्पन्न होते रहते हैं। प्राय: लोग क्रोध में आकर ताने या व्यंग्य मारने से नहीं चूकते। अपने क्रोध को वश में करने के लिए नवदम्पत्ति तथा परिवार वालों को पूरे प्रयत्न करने चाहिए।

मीठे बोल कितने अनमोल

महाभारत जैसे विनाशकारी युद्ध का एक मुख्य कारण दुर्योधन का लोभ और अहंकार ही था। इस लोभ तथा अहंकार में द्रोपदी के वचनों ने आग लगा दी थी। जिस समय दुर्योधन महाराज युधिष्ठिर के सुन्दर महल को देख रहा था, वह एक जगह जहाँ जल भरा सरोवर था, वहाँ ठोस फर्श समझ कर गिर पड़ा। इस पर द्रोपदी ने हँसते हुए व्यंग्य मारा, 'अन्धे पिता का अन्धा पुत्र! जल और भूमि में भी अन्तर नहीं देख पाये।' कहते हैं कि दुर्योधन ने इस कटु वचन को सुनकर मन ही मन दृढ़ निश्चय किया कि वह द्रोपदी से अपने अपमान का बदला लेकर रहेगा।

आगे की कथा आपको भली प्रकार पता होगी। कहने का अर्थ यह है कि अपने वैवाहिक जीवन को सुखी बनाने के लिए किसी कवि की निम्न पंक्तियाँ याद रखिए-

"पहले तोल पीछे बोल
मीठे बोल हैं अनमोल।"

अँग्रेजी में कहावत है- (Speech is silver, silence is gold) अर्थात् बोलने में चाँदी है तो चुप रहने में सोना। बोल-बोल कर काहे सोने को खोना। जब तक आवश्यकता नहीं हो और कोई आपकी सलाह न माँगे, अपना मुँह मत खोलिए। लेकिन पत्नी के सौन्दर्य तथा गुणों की प्रशंसा करने में कंजूसी मत करिए। स्त्रियों

को अपने सौन्दर्य की प्रशंसा सुनना बहुत अच्छा लगता है।

परिवार के सुख-चैन में आग लगाने में व्यक्ति का क्रोध सबसे बड़ी भूमिका निभाता है। इसके लिए निम्नलिखित बातों/क्रियाओं को करिए-

1. क्रोध आते ही उस स्थान से हट जाइए।
2. एक गिलास ठण्डा पानी पीजिए।
3. चार बार नाक से गहरी साँसे लेकर मुँह से सीटी बजाते हुए साँसें निकालिए।
4. यह भूल जाइए कि किस पर क्रोध आ रहा है और क्यों आ रहा है? पूरा ध्यान आती-जाती साँसों पर लगाइए। साँस के आने पर नाभि का उठना, साँस के जाने पर नाभि का नीचे जाना देखिए और उसे अनुभव करिए।

   इन विधियों से आपकी क्रोध ऊर्जा धीमें-धीमें शान्त हो जायेगी। मन पूरी तरह शान्त होने पर क्रोध उत्पन्न करने वाली समस्या पर गम्भीरतापूर्वक विचार करिए।

काम (Sex) की पुस्तक में क्रोध (Anger) की बात करने का कारण यह है कि इन दोनों में जो शारीरिक ऊर्जा (Physical energy) खर्च होती है वह एक ही है। क्रोध करने में ऊर्जा खर्च करने से काम ऊर्जा में स्वाभाविक रूप से कमी आ जाती है। प्रेम के स्थान पर प्रतिशोध (बदला) लेने की भावना कार्य करने लगती है जो दाम्पत्य जीवन के सुख को नष्ट करने के साथ भावी सन्तान के मानसिक और शारीरिक विकास पर खराब असर डालती है।

क्रोध में किया गया मैथुन सम्भोग नहीं वरन् काम ऊर्जा का दुरुपयोग बन जाता है और प्यार के रंगीन कोमल धागे को हमेशा के लिए तोड़ देता है। कुछ दम्पत्तियों में क्रोधित होकर एक-दूसरे के साथ मार-पीट करने की आदत होती है। यह आदत भयानक परिणाम होने, यहाँ तक कि हत्या होने की हद तक पहुँच सकती है। इसका हानिकारक प्रभाव परिवार के बच्चों से लेकर बूढ़ों तक पर पड़ता है। अतः बेहतर है कि मार-पीट की स्थिति आने पर शान्तिपूर्वक एक-दूसरे से तलाक ले लिया जाये।

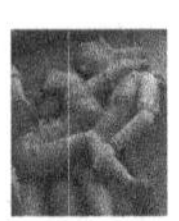

3

कुण्डली मिलान से अधिक आवश्यक मेडिकल चेकअप व पृष्ठभूमि

आस्ट्रेलिया के एक प्रसिद्ध होटल के हनीमून सूट (Honeymoon suit) का सुख-सुविधाओं से सुसज्जित कमरा, हर चीज सुन्दर, आधुनिक और शंहशाही। पूर्ण रूप से पारदर्शी वस्त्रों में अपने सुन्दर शरीर को सजाये मैं अपने पति की पीठ से सटी जा रही थी, कामावेग से उभरते उरोजों को उसकी सुन्दर पीठ से बार-बार पूरे जोर से दबा रही थी। मेरा एक हाथ धीरे-धीरे उसकी दृढ़ जंघाओं को सहला रहा था। मैंने उसके सिर को कोमलता से पकड़ा और अपनी ओर घुमाकर एक लम्बा चुम्बन लिया। मैं सोच रही थी कि मेरे इस एक्शन से उसके अन्दर सेक्स का ऐसा तूफान उठेगा कि वह मुझे अपनी बाँहों में लेकर, मेरी 24 वर्षों से पूरी देखभाल से रखी चिकनी चमेली-सी सुन्दर यौवन कलिका को अपने सुन्दर और दृढ़ लिंग से वेध कर रख देगा। सेक्स की उत्तेजना से मेरे शरीर का रोम-रोम खड़ा हो गया था और सासों की गति तेज होने लगी थी। परन्तु... ऐसा कुछ नहीं हुआ। उसके मुँह से 'ऊँह' निकला और वह फिर दूसरी ओर मुँह करके लेट गया। मैं अचानक निराशा के गहरे अन्धकार में डूबने लगी। अपने पति से कामसुख पाने की कामना से किया गया, यह मेरा नौवाँ असफल प्रयत्न था।

सुहागरात के पहले मिलन में हम एक-दूसरे से मधुर वार्तालाप में मग्न रहे। इससे अधिक कुछ नहीं हुआ। हमारा विवाह परिवार द्वारा निश्चित किया गया था। विवाह से पूर्व हमारा कोई प्यार वगैरह नहीं था। माता-पिता द्वारा हमें एक पाँच सितारा होटल में रात के डिनर पर एक-दूजे के साथ एकान्त में भोजन करने का मौका दिया गया था ताकि आगामी विवाह के बारे में हम दोनों एक दूसरे को अपनी-अपनी सहमति दे सकें।

मुझे वह पहली नजर में ही सुन्दर और आकर्षक लगा था। गोरा-चिट्ठा, सुडौल शरीर भारी प्रभाव डालने वाली आवाज। लम्बाई साढ़े 5 फिट से ज्यादा। मुझे उसकी हर अदा पसन्द आ रही थी। उसके व्यवहार में आत्मविश्वास झलकता था जिससे स्पष्ट था कि उसकी अनेक गर्लफ्रेण्ड्स होंगी।

उस मुलाकात में मेरे मन पर उसका अच्छा प्रभाव पड़ा। डिनर के बाद हम दोनों में बातचीत का सिलसिला शुरू हुआ। उसने बताया कि वह अपने पिता को व्यापार में सहायता दे रहा है। एम.बी.ए. है और मैं उसे एक बहुत सुन्दर और व्यवहारकुशल लाइफ पार्टनर लगती हूँ। उसका किसी युवती से लव अफेयर नहीं रहा है। हाँ, उसकी कुछ अच्छी फ्रैण्ड्स जरूर है पर वे केवल फ्रैण्डस ही हैं, इससे अधिक कुछ नहीं।

मैंने भी उसे स्पष्ट रूप से बता दिया कि मेरा कोई लव अफेयर नहीं रहा और मुझे उसे पति रूप में पाने में बहुत खुशी होगी।

इसके बाद मेरी शादी खूब धूमधाम के साथ सम्पन्न हुई। मेरे माता-पिता भी धनवान थे और मेरे ससुराल वाले भी। इसलिए दोनों ओर से किसी भी बात में कभी नहीं छोड़ी गयी। लेकिन जैसा कि मैंने आपको पहले बताया, हमारी सुहागरात का पहला मिलन केवल मधुर वार्तालाप तक सीमित रहा। मुझे यह बात अच्छी लगी। यद्यपि मेरा तन-मन कामाग्नि से जल रहा था और मैं सम्भोग करवाने के लिए तैयार थी, परन्तु एक संकोच भी था जो टूटने का नाम नहीं ले रहा था। इसके बाद मुझे और मेरे पति को कुछ दिनों के लिए आस्ट्रेलिया भेज दिया गया, ताकि वहाँ के सुन्दर स्थानों और होटलों में जीवन का आनन्द ले सकें। परन्तु मेरी आशा के विपरीत मेरे पति ने प्रणय क्रीड़ाएँ करने में कोई रुचि नहीं दिखायी। बस रात में आता और लेटते सो जाता।

इस प्रकार 15 दिन-रात बिताकर हम फिर दिल्ली स्थित घर आ गये। मेरे पति और ससुर प्रसिद्ध उद्योगपति थे। अतः भौतिक सुख साधनों की कोई कमी नहीं थी। बस एक ही कमी थी जो सबसे बड़ी थी। सास-ससुर पति और घर के अन्य सभी सदस्य मेरी जरूरतों का पूरा ख्याल रखते थे। भोजन, वस्त्र, आभूषण और मनोरंजन सब कुछ 'ए' ग्रेड था, लेकिन रातें काटे नहीं कटती। पति महोदय का व्यवहार तो बहुत मधुर था, पर रात में मेरें पास आते ही पूरी तरह ठण्डे पड़ जाते।

मायके वापस आने पर मैंने अपनी माँ को सब कुछ स्पष्ट रूप से बता दिया। माँ ने सलाह दी कि मैं अपनी ओर से सेक्स क्रिड़ाओं में पहल करूँ। मैंने उसे अपनी लज्जा का आवरण तोड़कर यह भी बता दिया कि मैं करीब दस-बारह बार प्रयत्न कर चुकी हूँ, शायद कोई मनोवैज्ञानिक समस्या हों। अब फिर से कोशिश करूँगी।

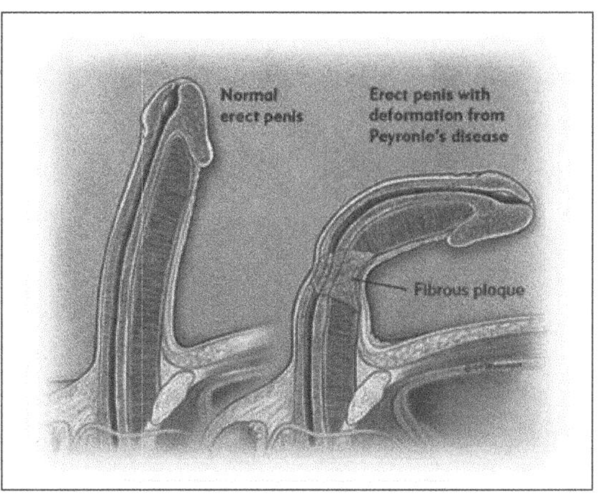

इस बार ससुराल जाकर मैं नौ महीने तक बेशर्म होकर अपने पति की कामवासना को उत्तेजित करने का प्रयत्न करती रही। उसके सम्मुख नग्न और अर्धनग्न होकर कामोत्तेजक नृत्य किये, कामोत्तेजक फिल्में देखीं और दिखायी, उसके हाथ-पैर दबाये, मालिश तक की। दस महीनों में मैंने उन सब विधियों को अपनाया जो मैं पुस्तकों, फिल्मों और टी.वी पर देख चुकी थी, परन्तु पूरी तरह निष्फल रही, वही कुँआरी की कुँआरी। मैंने एक रात झुंझला कर पूछा, 'क्या आप नपुंसक हो।' परन्तु उसने कोई उत्तर नहीं दिया। मुझे क्रोध आ गया और मैंने जोर से बोला 'अगर आप नपुंसक हैं तो मुझसे शादी क्यों की?'

उसने कोई उत्तर नहीं दिया। सुबह होते ही मैं अपने माता-पिता के घर आ गयी और उन्हें सही-सही सब कुछ बता दिया। माता-पिता मेरी बात सुनकर स्तब्ध रह गये। उन्होंने कभी कल्पना तक नहीं की थी कि उनकी पुत्री के साथ ऐसा होगा। मैंने पति की नपुंसकता के आधार पर उससे तलाक लेने का आवेदन कोर्ट में कर दिया। मेरे माता-पिता और परिवार के अन्य सदस्य भी यही चाहते थे।

अन्त में प्रिय पाठक एवं पाठिकाओं! आपको एक सलाह दूँगी। मैंने जो मानसिक कष्ट सहा, वह और लोग नहीं सहें, इसलिए अगर युवक-युवती विवाह से पूर्व कुण्डली मिलवायें या न मिलवायें परन्तु अपने-अपने तन-मन की डॉक्टरी परीक्षा अवश्य करवा लें इससे सबसे बड़ा लाभ यह होगा कि जो लोग काम रोगों (Sex diseases) से पीड़ित हैं, उनसे दूसरे स्वस्थ लोग अपने जीवन को बचा सकेंगे। उन्हें वह यातना नहीं सहनी पड़ेगी, जो मैंने सहन

की। मैं शिक्षित हूँ और साहसी भी, इसलिए मैंने अपनी रक्षा कर ली, परन्तु पता नहीं भारत में कितनी ऐसी युवतियाँ होंगी जो परिवार के मान-सम्मान की रक्षा की खातिर जीवनभर कुँआरे रहने की शारीरिक और मानसिक पीड़ा सहती रहती होंगी और उन लोगों की तकलीफों के बारे में कौन बता सकता है, जिनका भावी पति या पत्नी सिफलिस, गिनोरिया, एड्स आदि जैसे भयानक सेक्सुअल रोगों से पीड़ित हों।

इसलिए पति-पत्नी दोनों की भलाई विवाह से पहले अपना पूरी तरह मेडिकल चेकअप करवाने में ही है। (दिल्ली की अदालत (Court) में पेश होने वाले एक सच्चे केस पर आधारित 4 जून 2012)।

इस पूरे मेडिकल चेकअप (Medical Checkup) में काम अंगों, वीर्य आदि की रिपोर्ट होना आवश्यक है। भावी वर-वधू की रिपोर्ट एक-दूसरे के माता-पिता को दी जानी चाहिए। इसे भली-प्रकार देखने और विश्वसनीय डाक्टर से सलाह लेने के बाद ही विवाह के लिए आगे बढ़ना बेहतर रहता है।

इसी प्रकार भावी वर-वधू तथा परिवार के बारे में जो कुछ पूछताछ, जाँच करनी है, वह पूरी तरह विवाह से पहले कर लें। उनके नाते, रिश्तेदारों, मित्रों आदि से मिलकर पूरा सन्तोष कर लें।

भावी वर-वधू के लिए भी यह अत्यावश्यक है कि अपने प्रेम या सेक्स सम्बन्धों के बारे में (यदि कोई है या नहीं हैं, किसी से विवाह होते हुए क्यों टूट गया आदि बातें भी एक-दूसरे को भली-प्रकार बता दें) एक दूसरे को स्पष्ट बता दें। विवाह के बाद भूलकर भी पति द्वारा पत्नी की या पत्नी द्वारा पति की पिछली बातों का जिक्र नहीं करें। इससे दोनों में आपसी विश्वास विकसित होगा।

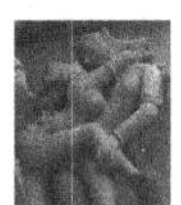

४

तैयारियाँ मधुर मिलन की

कार्नेगी को दूसरे दिन क्लास में जो मुख्य विषय पढ़ाया गया वह अपनी प्रेमिका से मिलन करने की तैयारी से सम्बन्धित था।

लेक्चरर ने कहना शुरू किया- 'अच्छे स्थास्थ्य और सुन्दर चेहरे के बाद आकर्षक व्यक्तित्व बनाने के लिए हमें मधुर-भाषी होना आवश्यक है। इसके साथ ही आपकी बॉडी लेंग्वेज (Body Language) से यह प्रकट होना चाहिए कि आपमें आत्मविश्वास, साहस, उदारता और अवसर के अनुकूल तत्काल बदल जाने के गुण हैं। अपने प्रिय साथी से मिलते समय आपके चेहरे पर खुशी की चमक और होगें पर मुस्कान खिली होना ही आपके हार्दिक प्रेम को प्रकट करता है। आपके द्वारा पहले हुए वस्त्र सुन्दर तथा आकर्षक हों।'

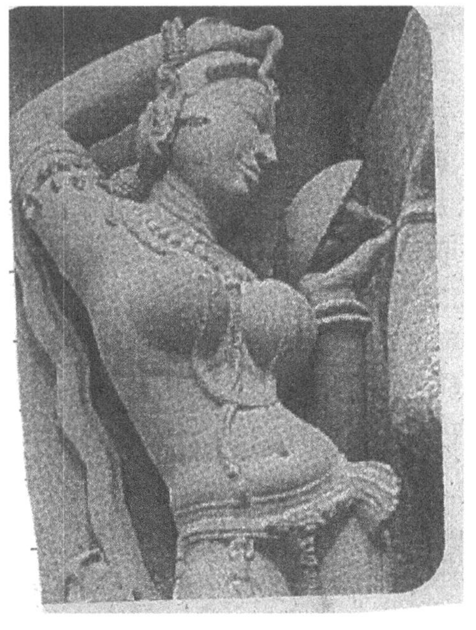

'सर वस्त्रों और सेक्स का क्या सम्बन्ध है? वहाँ तो नग्न हुए बिना काम नहीं हो सकता।' एक युवक ने मुस्कराते हुए पूछा।

सारे स्टूडेन्ट्स हँस पड़े, यहाँ तक कि प्राध्यापक भी। हँसी थमने के बाद प्राध्यापक बोला, 'कपड़े पहनना ही नहीं वरन् कपड़े उतारना भी कामोत्तेजना का कारण बन सकता है, बशर्ते अगर आप उन्हें कलात्मक रूप से समयानुकूल मनोभावों तथा शारीकि मुद्राओं का प्रदर्शन करते हुए सम्पन्न करें।' इस बारे में

आपका ध्यान लोकप्रिय नृत्य 'स्ट्रिपटीज' (Striptease) की ओर दिलाना चाहूँगा जिसमें नर्तक तथा नर्तकी कामोत्तेजक हाव भावों को दिखाते हुए अपने कपड़ों को उतारते हुए नृत्य करते हैं। यह नृत्य एक उच्च स्तर की कला का रूप ले चुका है और उससे हम अपने प्रिय व्यक्ति की कामवासना को उत्तेजित करने की कला सीख सकते हैं। वास्तव में हमारे काम जीवन को अधिकतम मात्रा में सुखद बनाने में वे सभी गुण तथा विशेषताएँ सहायक होती हैं जो आकर्षक, सफल और प्रभावशाली व्यक्तित्व के लिए आवश्यक है। मैं इस समय उन विषयों के बारे में संक्षेप में बता रहा हूँ जिन्हें आप इस सप्ताह अपने दूसरे प्राध्यापकों तथा प्राध्यापिकाओं से सीखेंगे। इतना जानना जरूरी है कि जीवन की तरह सेक्स रूपी सागर का ज्ञान भी अनन्त है। इसे व्यक्ति अगर चाहे तो जीवनभर सीखता रह सकता है। हमारे तन-मन का हर कोष स्पष्ट रूप से अथवा सूक्ष्म रीत से सेक्स से सम्बन्धित है।

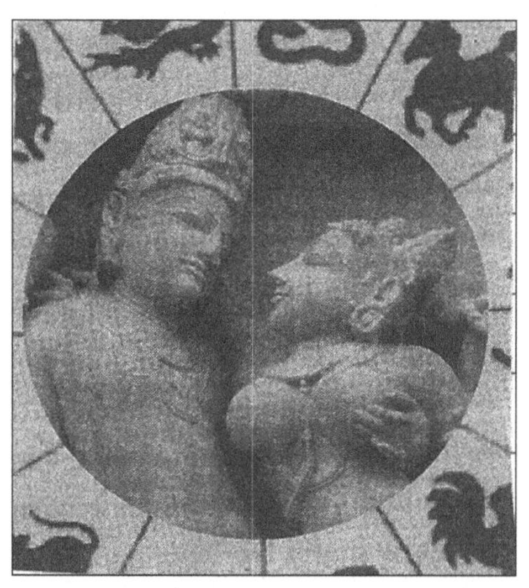

"उन्नत कुच कम्भों को लेकर भी
युग-युग से प्यासी-सी
आमरण चरण लुंठित होन वाली
प्रेयसी-सी दासी-सी"

-कुणाल काव्य ग्रन्थ से

उदाहरण के लिए मिलन रात्रि में हल्का भोजन करना, ऐसी जीचें खायें-पीयें जिससे आपकी सेक्स क्रियाओं के दौरान पाचन क्रिया बाधा ने बने, गैस न

निकले, शौच के लिए नहीं जाना पड़े शरीर तथा प्रजनन अंगों पर चन्दन या इत्र का लेपन हो ताकि उसकी सुगन्ध से सही मूड बन सके, आपका गाउन और (अण्डरगार्मेन्टस) अन्तः वस्त्र ऐसे हों जो शरीर के सौन्दर्य को बढ़ा सकें आदि बातें तक आवश्यक होती हैं। इन बातों का ध्यान केवल प्रथम मैथुन में ही नहीं वरन् हर बार के मिलन में रखना बहुत जरूरी है। मैं तो बल्कि यह कहूँगा कि अपने वस्त्रों आदि में ही नहीं वरन् अपनी प्राकक्रियाओं (Foreplay) तथा प्रणय क्रीड़ाओं और सम्भोग आसनों में भी अपने पार्टनर की रुचि के अनुसार बदलाव करते रहना सुखद व लम्बे सेक्स जीवन के लिए अत्यावश्यक है।

मिलन से पूर्व अत्यधिक उत्तेजित हो जाना अथवा नर्वस हो जाना उचित नहीं। अपनी सेक्स शक्ति पर विश्वास रखना और धैर्य से कामक्रीड़ाओं में आगे बढ़ना, मन में खुशी, शान्ति तथा सन्तुलन रखते हुए अपने प्यार की पेंगों को आगे बढ़ाते जाने में ही आनन्द का रहस्य छिपा है। नर्वस होने की स्थिति में गहरी साँसे लेना तथा साँस निकालकर उसे कुछ सेकेण्डों के लिए बाहर ही रोक रखना या साँस नाक से लेकर मुँह से निकालना लाभदायक रहता है। योग क्रिया का मूलबन्ध लगाना भी अच्छ उपाय है।

अपने चेहरे हाथों आदि पर जहाँ तक हो सके प्राकृतिक प्रसाधन लगायें। विशेष रूप से लिपिस्टक ऐसा नहीं हो जो आपके प्रेमी के शरीर पर आपके सुन्दर होठों के लाल निशान छोड़ जाये।

स्त्री-पुरुष दोनों को अपने गुप्तागों तथा बगलों आदि के बाल हेयर रिमूवर (Hair remover) क्रीम से साफ कर लेने चाहिए। पुरुष सेफ्टी रेजर से भी साफ कर सकते है। पुरुषों को यदि उन्हें चुम्बनों के सुख लेने-देने हों तो बेहतर है कि चेहरे को क्लीन शेवड् कर लें। लेकिन यह बात अपनी-अपनी पसन्द पर निर्भर है। ध्यान रखें कि आपके मुँह से यदि बदबू आती है या आपने लहसुन, प्याज, शराब आदि तीव्र दुर्गन्ध देने वाली चीजों का उपयोग किया है तो माउथ फ्रेशनर या सौंफ, इलायची, खुशबूदार चीज का प्रयोग अवश्य करें, क्योंकि मुँह से आती तीव्र दुर्गन्ध आपके पार्टनर का सारा मूड बिगाड़ सकती है।

इन सब बातों से अधिक उपयोगी तथ्य यह है कि विवाहित जीवन में अपनी वाणी पर संयम रखें। कोई भी ऐसी बात नहीं करें जिससे दूसरे की भावनाओं को ठेस पहुँचे।

प्रायः अधिकांश लिपिस्टक होठों को हानि पहुँचाते हैं। मिलन-रात्रि से पूर्व

होठों पर मलाई या दो बूँद बादाम का असली तेल लगाने के बाद शहद की एक बूँद मलने से आपके होठों में नयी चमक आने के साथ ही सच्ची मधुरता भी आ जायेगी। यह आपके मुँह से प्रियतम की प्रशंसा में निकली बातों में नया रस भर देगी।

इस अवसर पर परफ्यूम (Perfume), इत्र, सुगन्धित फूलों आदि का प्रयोग प्यार करने की मनोदशा बनाने में सहायक होता है। युवतियों द्वारा चूड़ियाँ, पायजेबें, करधनी या तगड़ी (जिनमें बहुत छोटी-छोटी घण्टियाँ हों) पहनने पर जब वे सम्भोग और प्यार करती हो तो वे धीमे-धीमे बजने लगती हैं। इससे दोनों के मन की मधुरता बढ़ती है। इसके साथ यह भी ध्यान रखें कि जेवर इतने अधिक न हों कि वे प्यार में बाधा बन जायें। जहाँ तक सम्भव हो, सम्भोग की रात नशों या शराब आदि का उपयोग नहीं करे। पूरी तरह जागरूक होकर सम्भोग का आनन्द लें, नशें से नहीं वरना आपका मनोमस्तिष्क सुखद क्षणों का पूरा अनुभव नहीं कर पायेगा। अनुभवी व्यक्ति कहते है कि वह प्यार ही क्या जिसमें नशा करने की जरूरत पड़े। नर-नारी के प्यार में जो मादकता है वह जड़ नशे में कहाँ?

प्रेमी -प्रेमिका दोनों को चाहिए कि वे कुछ दिल को छू लेने वाली कवितायें, गीत, शेर आदि याद कर लें। प्यार भरी बातचीत को मधुर गीतों, शेरों, दोहों आदि की मिठास से स्मरणीय बनाया जा सकता है। यदि दोनों को नृत्य करना आता हो, तो एसे मधुर अवसरों की शुरुआत और अधिक सुखद हो जाती है।

पाठकों की जानकारी और मनोरंजन हेतु यहाँ मिलन शक्ति पर कही जाने योग्य कुछ लोकप्रिय कवियों की कुछ पंक्तियाँ दी जा रही है-

सुनिये खुद के वास्ते ऐसा न कीजिए।
अब आकर मेरे सामने पर्दा न कीजिए।।

माना कि मैं बुरा हूँ, मगर आपका तो हूँ।
जुल्मो-सितम गरीब पर इतना न कीजिए।।

इसलिए मिलन से इनकार है हम जान गये।
यह न समझे कोई क्या जल्द कहा मान गये।।

आज की रात तो प्यार की बनी,
है क्षितिज पर गगन को धरा चूमती।

कूल के अंक में है नदी झूमती।।
कट रही विटप से लिपटकर लता।
आज की रात अनिसार ही की बनी।
फूल-सी तुम, भला क्रूर हो किसलिए
पास होकर तुम, दूर हो किसलिए
रूठने के लिए तो पड़ी है जिन्दगी
आज की रात मनुहार की ही बनी।
आज करी रात तो प्यार की की बनी।।

मिलन कक्ष (Goldennight Room)

नवदम्पत्ति जिस कमरे में मिलन करने का प्रोग्राम बना रहे हों, वह पूरी तरह साफ, सुन्दर तथा सुगन्धित फूलों व चित्रों आदि से सुसज्जित होना चाहिए। एक या दो आदमकद दर्पण (Mirrors) होने पर नवदम्पत्ति उनमें अपनी छवियाँ देख-देखकर नवीन सुख प्राप्त करते है। कमरे में प्रकाश व्यवस्था ऐसी हो, जिससे दोनों एक दूसरे के शारीकि सौन्दर्य को भली प्रकार देख सकें और इच्छानुसार प्यार करते समय प्रकाश के रंग को अपनी इच्छानुसार बदल सके अथवा कम कर सकें।

मिलन सेज भी सुगन्धित फूलों, इत्र आदि से सजायी जानी चाहिए, समीप ही एक छोटी मेज हो जिस पर दूध, पानी, शहद, इत्र, अंगूर, केला सेव आदि थोड़ी-थोड़ी मात्रा में हो ताकि दोनों एक दूसरे को उन्हें खिला-पिला सकें।

सुहागरात और मिलन रात्रि में अन्तर

प्राय: कुछ परिवारों में विवाह की पारम्परिक विधियों तथा कार्यक्रमों के बाद सुहागरात मनायी जाती है और अन्य में उसके दो तीन दिन बाद। यदि नये पति-पत्नी थके हुए हों अथवा अधिक परिचित नहीं हो तो सुहागरात को सम्भोग नहीं करना ही उचित है। इस रात का उपयोग एक-दूसरे की रुचियों, जीवन लक्ष्यों आदि को जानकर आपसी घनिष्टता बढ़ाने के लिए करना बेहतर है। थोड़ा चुम्बन, आलिंगन आदि हो जाये तो उचित है, उससे अधिक नहीं।

लेकिन जब पति-पत्नी विवाह से पहले ही एक-दूसरे से भली प्रकार परिचित हों और उनमें कुछ महीनों तक प्यार चलता रहा हो, वे थके नहीं हों, ऐसी स्थिति में सुहागरात को भी मिलन रात्रि के रूप में मनाया जा सकता है। कुछ लोग दर्शनीय प्राकृतिक स्थानों जैसे कश्मीर, गोवा या केरल के प्रसिद्ध नगर जाकर सुहागरात मनाते है। यह प्रश्न नवदम्पत्ति और उनके परिवार की इच्छा तथा

सामर्थ्य पर निर्भर करता है। सत्य यह है कि जब पति-पत्नी में सच्चा प्यार होता है तो वे जहाँ मिलन करते हैं, उनके लिए वहीं स्वर्ग बन जाता है।

विवाह और लिव इन रिलेशनशिप

लिव इन रिलेशंसशिप स्त्री-पुरुष के ऐसे सम्बन्ध को कहते हैं, जिसमें दोनों स्वेच्छा से बिना विवाह के बन्धन में पड़े एक-दूसरे के साथ सेक्स सम्बन्ध रखते हैं। वे जब तक चाहें इस प्रकार पति-पत्नी की तरह रह सकते हैं और जब चाहे छोड़ सकते हैं। उन पर परिवार, धर्म, जाति आदि के बन्धन लागू नहीं होते। वे इन मामलों में स्वतन्त्र निर्णय लेते हैं। सर्वोच्च न्यायालय ने ऐसे सम्बन्धों को भी कानूनी मान्यता दे रखी है। उसके अनुसार ऐसे सम्बन्धों द्वारा शिशु होने पर स्त्री-पुरुष को अपनी-अपनी जिम्मेवारी निभानी पड़ती है। लिव इन रिलेशंस के मामलों में स्त्री-पुरुष दोनों जब चाहें अलग भी हो सकते है।

लिव इन रिलेशंस के कारण

1. औद्योगिक युग की जरूरतों के मुताबिक नौकरीपेशा लोगों को अपने गाँवों, कस्बों आदि को छोड़कर उन नगरों में जाना पड़ रहा है जहाँ वे अच्छे वेतन पर नौकरी पा सकें। वहाँ वे बेहद अकेलापन महसूस करते है तथा ऐसी नयी परिस्थितियों में अपने को ढालने का प्रयत्न करते हैं जिनका सामना उन्होंने पहले नहीं किया होता। ऐसे हालातों में युवक को कोई युवती या युवती को कोई युवक स्वेच्छा से सहायता देने लगता है तो उनमें प्रणय की भावनाएँ विकसित होने लगती हैं। लेकिन विवाह करके पति-पत्नी रूप में रहने की इच्छा में धर्म, जाति, माता-पिता, दहेज आदि की समस्याएँ एक अभेद्य दीवार के रूप में खड़ी होती है। अतः वे अपनी मर्जी से साथ-साथ रहने लगते हैं।

2. उच्चशिक्षा और ऊँचा वेतन पाने के लिए युवाओं को 27-28 की आयु तक पढ़ाई और ट्रेनिंग आदि लेनी होती है। ऐसी दशा में सेक्स सन्तुष्ट करने के लिए 'लिव इन रिलेशनशिप' एक अच्छा उपाय बन जाता है। इसमें युवक का युवती पर व युवती का युवक पर कोई ऐसा भार नहीं रहता जो उनकी निजी स्वतन्त्रता में बाधा डाले। वे सेक्स सम्बन्ध रखते हुए भी पति-पत्नी वाले बन्धन में नहीं होते। दोनों अपनी-अपनी नौकरी या कार्य करते हैं, अपनी रुचियों (Hobbies) व मित्रों में लगे रहते हैं,

घर और बाहर दोनों के कार्यों को दोनों मिलकर करते हैं तथा सुख-दुःख में एक दूसरे की मदद करते हैं।

3. 'लिव इन रिलेशनशिप (Live-in-Relationship) के दो प्रमुख कारण हैं-
    1. बढ़ती हुई मँहगाई और शिक्षित लोगों की ऊँचे जीवन स्तर को बनाये रखने की इच्छा। इसके फलस्वरूप दोनों को धर्नाजन करने के लिए मजबूर होना पड़ता है।
    2. व्यक्तिगत स्वतन्त्रता से जीने की इच्छा तथा मनपसन्द साथी या साथियों के साथ जीने का सेक्स सुख। इसका कारण स्त्री-पुरुष का प्राकृतिक रूप से यह स्वभाव है कि हर व्यक्ति अपने सेक्स सम्बन्धों में भी बिना कोई झंझट बढ़ायें स्वतन्त्र रूप से अपने को बदलते रहना चाहता है।
    3. निरीक्षण करने पर यह पाया गया है कि ऐसी रिलेशनशिप में अधि कांश लोग बच्चे पैदा नहीं करना चाहते। कुछ लोग करते भी हैं तो केवल एक।

ऊपरी दृष्टि से तो यह रिलेशन अच्छा है। इसकी सबसे बड़ी विशषताएँ हैं-

1. पति-पत्नी की बजाय एक मित्रतापूर्ण भावना के साथ रहने पर परस्पर आकर्षण बना रहता है।
2. दोनों अपनी-अपनी रुचियों के अनुसार जीवन बिताने के कारण अधिक सुखी रहते हैं। उनके व्यक्तित्व का विकास भी बेहतर होता है।
3. एक-दूसरे के माता-पिता की कोई सेवा करना, उपहार देना, दहेज देना आदि का झंझट नहीं रहता और न उससे सम्बन्धित झगड़ा।
4. धर्म, जाति, देश आदि की दीवारों (जिन्होंने मनुष्य जाति को युगों-युगों से बाँट रखा है और जो अनगिनत युद्धों का कारण रही हैं।) के गिरने से एक नयी पीढ़ी का उदय होना सम्भव है जो सच्चे अर्थों में कह सके- 'वसुधैव कुटम्बकम' सारी धरती के लोग एक कुटुम्ब हैं। लकिन 'लिव इन रिलेशनशिप' उन देशों में सफल रही है जहाँ बच्चों के लिए सरकारी शिक्षा और लालन-पालन की अच्छी व्यवस्था है। इसके अतिरिक्त वहाँ के सभी वृद्ध स्त्री-पुरुषों को सरकार की ओर से अच्छी पेंशन मिलती है।

आधुनिक औद्योगिक युग की विवशताओं और धर्म, जाति के बन्धनों से मुक्त ऐसी रिलेशनशिप में इस प्रश्नों का कोई उत्तर नहीं है कि उत्पन्न होने वाले शिशुओं की देख-रेख, शिक्षा, अच्छे संस्कार आदि कौन देगा? इन सबको पाने के लिए कोर्ट के चक्कर लगाने होंगे। इस प्रकार की रिलेशनशिप में अन्ततः स्त्री की ही हानि होती है क्योंकि मातृत्व का भार उठाने के लिए उसका हृदय सब कुछ त्यागने के लिए तत्पर हो उठता है। अतः इस नये (रिलेशन) सम्बन्ध में ऐसे सुधार करने की जरूरत है जिससे आने वाली पीढ़ी तथा विदा होने वाले वृद्धजनों दोनों का लाभ हो सके।

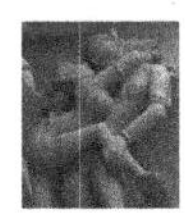

५

प्यार के मोहक रंग

प्राकक्रीड़ाएँ (Fore play) और प्रणय क्रीड़ाएँ (Sex games)

प्राकक्रीड़ाओं और प्रणय क्रीड़ाओं में कोई विशेष अन्तर नहीं है। सम्भोग से पहले आलिंगन, चुम्बन आदि की जो क्रियाएँ नवदम्पत्ति करने हैं वे प्राक क्रीड़ाएँ (Fore play) कही जाती हैं इनके द्वारा स्त्री-पुरुष के मनोमस्तिष्क में एक-दूसरे के प्रति जो आकर्षण तथा प्रेम होता है वह शारीकि रूप में प्रकट होना शुरू हो जाता है। इसके फलस्वरूप उनमें कामोत्तेजना उत्पन्न होती है जिससे उनके यौन तथा पूरा शरीर सम्भोग क्रिया के योग्य बन जाते हैं। शरीर की ग्रन्थियाँ अपना रस (Hormones) आदि शरीर के विशेष अंगों तक पहुँचाने के लिए छोड़ने लगती है।

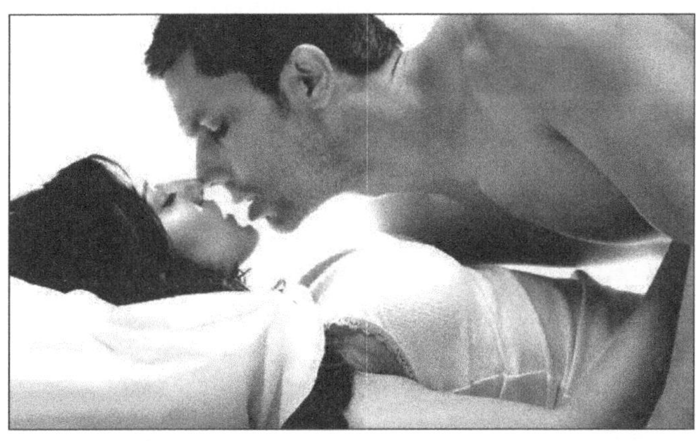

प्रणय क्रीड़ाएँ (Sex games) उन खेलों को कहते हैं जो नर-नारी एक दूसरे के मनोरंजन तथा कामोद्वीपन (Sex excitatior) के लिए खेलते हैं। इनका परिणाम कामोत्तेजना के रूप में हो जाने पर प्राक क्रीड़ा (Fore play) का प्रारम्भ किया जा सकता है। लेकिन परिस्थितियों अथवा प्रेमी युगल की मनोस्थितियों के कारण इनमें यह जरूरी नहीं होता कि वे सम्भोग करें।

उदाहरण के लिए प्रेमी युगल का साथ-साथ झूला झूलना, फूलों की गेंद या फूलों की छड़ी से एक दूसरे को मारना, तकिये मारना, सरोवर में एक दूसरे को छूने की प्रतियोगिता, आँखों पर पट्टी बाँध कर एक दूसरे को पकड़ना या कोई विशेष अंग स्पर्श करना, दोनो का मिलकर एक साथ एक ही घोड़े पर सवारी करना आदि खेलों को प्रणय क्रीड़ाओं का रूप दिया जा सकता है। ऐसा करने के लिए जीत-हार के रूप में प्राक क्रीड़ा (चुम्बन, आलिंगन, पैरों या जंघाओं को दबाने, कुच मर्दन करने (Breast massage), दूसरे साथी को गोद में बैठाकर कोई चीज खिलाने, मदिरा या शरबत पिलाने आदि की शर्तें रख दी जाती है। अविवाहित युवकों तथा युवतियों अथवा नवदम्पत्तियों में ऐसे खेल अधिक लोकप्रिय होते है।

प्राक क्रीड़ाओं के अन्तर्गत की जाने वाली क्रियाएँ-

1. प्रेम युक्त स्पर्श 2. चुम्बन 3. आलिंगन 4. चूसना-चाटना, काटना व हल्के नख-क्षत या दन्त क्षत 5. प्यार भरी थपकियाँ मारना 6. दबाना और मसलना 7. मालिश।

सम्भोग पूर्व खेली जाने या की जाने वाली इन प्रेम क्रियाओं का कोई निश्चित क्रम नहीं हैं। प्रेमी-प्रेमिका अपनी मनोदशा (Mood) तथा परिस्थितियों के अनुसार इन्हें स्वाभाविक रूप से करते हैं। उदाहरण के लिए एक-दूसरे से कुछ दिनों के लिए विदा होने पर प्रेमी या प्रेमिका एक दूसरे के कानों में कोई प्यारा-सी बात कह जाते हैं, जैसे 'तुम मुझे बहुत याद आओगे! पता नहीं अकेले कैसे नींद आयेगी? अपना ख्याल रखना' आदि! और हल्का-सा अधरों (Lips) का चुम्बन लेने तथा कुछ क्षणों का भरपूर आलिंगन करने के बाद विदा हो जाते हैं। लेकिन यही क्रियाएँ सम्भोग पूर्व भी की जाती हैं।

1. प्रेम युक्त स्पर्श (Love Touching)

हमारी त्वचा शरीर की सबसे बड़ी संवेदनशील इन्द्री है। इसमें गरमी, सरदी, प्यार, घृणा आदि के स्पर्श को अनुभव कर तत्काल मनोमस्तिष्क तक पहुँचाने की शक्ति है। अतः व्यक्ति को चाहिए कि जब दूसरे का स्पर्श करे तो उसके पहले अपने मन में एक क्षण के लिए प्रिय के प्रति प्यार का अनुभव करें। इससे उसके स्पर्श में इतनी ऊर्जा आ जायेगी कि दूसरा भी प्रेम पूर्ण हो उठेगा। अपनी घनिष्ठता और अवसर के अनुकूल जब प्रेमिका अपने प्रेमी के वक्ष, हाथ, कमर, होंठ आदि स्थलों का हल्का-सा कोमल स्पर्श करती है तो

उसका हृदय प्रेम से तरंगित हो उठता है। उसको एक नया बल मिलता है। यही अनुभव प्रेमी के स्पर्श से प्रेमिका को होता है। सम्भोग से पूर्व इस स्पर्श का बहुत महत्त्व है। प्रेम क्रीड़ा के आगे बढ़ने के साथ-साथ नवदम्पत्ति के स्पर्श में गरमाहट बढ़ती जाती है। प्रारम्भ में जहाँ यह स्पर्श फूल की तरह बहुत कोमल और हल्का होता है वहीं कामोत्तेजना बढ़ने पर अधिक गरम, उत्तेजना भरा और पहले कठोर। वे एक दूसरे को इतने प्यार और दुलार से इस तरह चिपटा लेते हैं मानों एक दूसरे में पूरी तरह समा जाना चाहते हों। दोनों की त्वचा के नीचे प्रवाहित होता हुआ रक्त और प्राणशक्ति मानों एकाकार होना चाहती हैं। कवि गुरु रवीन्द्रनाथ ने अपनी एक कविता में इस भाव को व्यक्त करते हुए लिखा है कि परमप्रिय के मिलन में यह देह एक दीवार, एक अवरोध बनकर सच्चे प्रेमी की उसके साथ पूर्ण रूप से एकाकार होने की हार्दिक अभिलाषा पूरी नहीं होने देती।

2. चुम्बन (Kissing)

प्रेमी-प्रेमिका का अपने होठों से एक दूसरे के अंगों को चूमना ही चुम्बन है। चुम्बन करने के स्थान हैं- माथा, आँखें, कपोल, कान, गरदन, वक्षस्थल (स्त्री के उरोज), नितम्ब, जंघायें, हथेली, पूरा हाथ, मुँह के अन्दर का भाग, पेट, कमर। इन्हें स्त्री के कामोत्तेजक अंगों में गिना जाता है। कुछ स्त्री-पुरुष, भग (Vulva), भगनासा, योनि, हाथ के बगलों, पेडू, अण्डकोष, लिंग का चुम्बन करना अच्छा समझते हैं। उन्हें इनमें अधिक सुख मिलता है। परन्तु कुछ लोग इन्हें उचित नहीं मानते।

(अ) **हवाई चुम्बन** - जब प्रिय कुछ दूर हो, तब अपने होठों पर दो अँगुलियाँ संकेतिका तथा मध्य अँगुली (Index finger & Middle finger) रखकर उन्हें प्रिय व्यक्ति की ओर हवा में उठाना ही 'हवाई चुम्बन' कहलाता है।

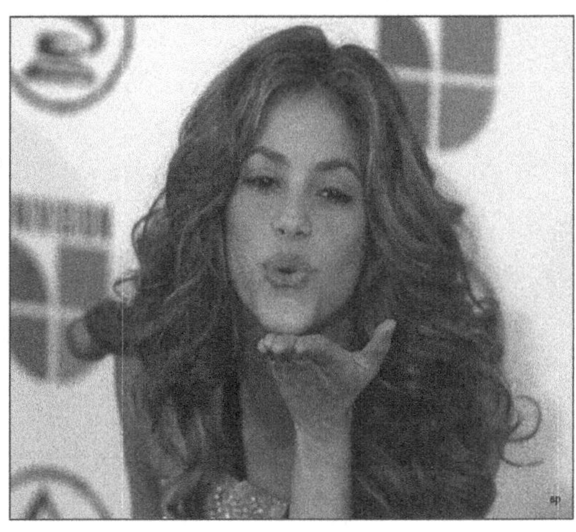

(ब) **माथे का चुम्बन** - यह प्रायः उम्र में बड़े लोगों द्वारा छोटों का किया जाता है, उदाहरणार्थ माता-पिता द्वारा बच्चों का चुम्बन करना अथवा भाई द्वारा बहन का। भारतीय परम्परा के अनुसार माता-पिता द्वारा पुत्र या पुत्री के सिर को सूँघना फिर माथे का चुम्बन करना अब भी कुछ क्षेत्रों में प्रचलित है। प्रेमी भी प्रेमिका का इस प्रकार का चुम्बन कर सकता है।

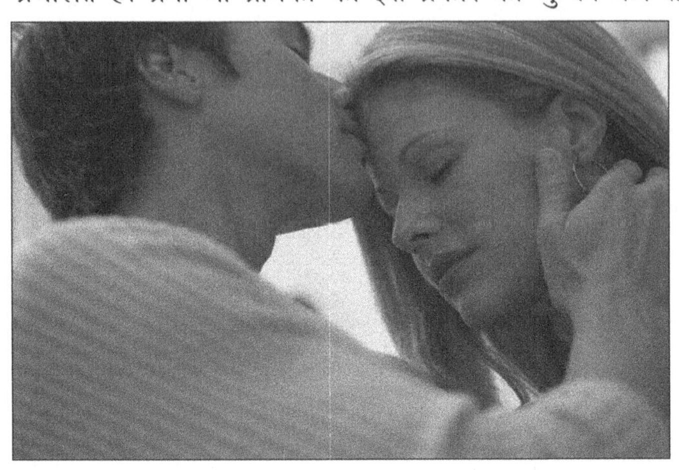

(स) **हल्का क्षणिक चुम्बन** - इस प्रकार का चुम्बन युवा प्रायः उस समय करते हैं जब एक दूसरे से थोड़ा-सा मोह शुरू होता है। कभी-कभी प्रेमी के आग्रह पर प्रेमिका क्षण भर के लिए अपने होंठ हल्के से प्रेमी के कपोल पर रख कर हटा लेती है।

(द) **उभय क्षणों द्वारा चुम्बन** - इसमें पुरुष नारी के निचले होंठ को अपने दोनों होठों से दबाकर उसका चुम्बन करता रहता है। जब पुरुष उसके होंठ को छोड़ना चाहता है तो नारी पुरुष के होंठो का इसी प्रकार चुम्बन लेना शुरू कर देती है।

(क) **नायिका द्वारा चुम्बनः** इसमें नारी द्वारा चुम्बन करने की पहल की जाती है। वह पुरुष के निचले होंठ को अपने दोनों होठों से दबाने के बाद उन पर अपनी जिह्वा फेरती है।

(ख) **साहसी चुम्बनः** इसमें युवक या युवती अपने दोनों होठों को दूसरे के दोनों होंठो पर रखते है।

(ग) **त्रियक चुम्बनः** इसमें दूसरे संगी (Partner) का चेहरा हाथों से पकड़कर अपनी ओर करने के बाद उसका अधरपान किया जाता है।

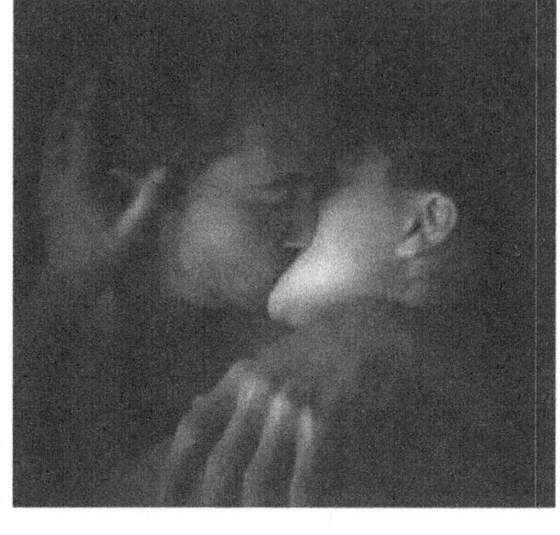

(घ) **उद्भ्रान्त चुम्बनः** इसमें स्त्री या पुरुष द्वारा दूसरे संगी का चेहरा एक हाथ से पकड़ कर अपनी ओर घुमाया जाता है, दूसरे हाथ से उसकी चिबुक (ठोंडी) पकड़ ली जाता है। इसके फौरन बाद उसके होंठो का चुम्बन लिया जाता है।

(य) **चूषण चुम्बन** - इस चुम्बन में दूसरे संगी के होंठो का चुम्बन लेते हुए उसके मुँह के अन्दर अपनी जिह्वा डालकर उसे चूसा जाता है।

(र) **होंठ को पकड़कर किया जाने वाला चुम्बन** - इसमें नायक या नायिका द्वारा संगी (Partner) का निचला होंठ अँगुली और अँगूठे द्वारा पकड़कर उसे गोलाकार रूप देने के बाद उसका चुम्बन किया जाता है।

(ल) **जिह्वा युद्ध** - जब नायक-नायिका चुम्बन लेते हुए अपनी-अपनी जिह्वा एक-दूसरे के मुँह (Mouth) में डालकर इधर-उधर घुमाते या फिराते हैं तब उसे जिह्वा युद्ध कहते हैं।

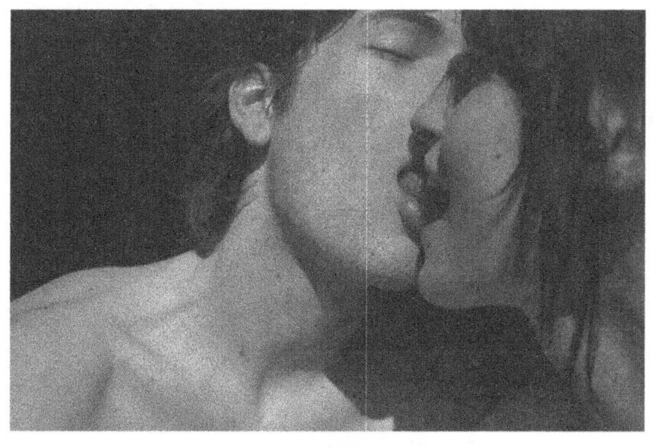

(व) **उत्तर चुम्बन** - जब नायक प्रेम के आवेश में नायिका के निचले होंठ का चुम्बन लेता है और उसी समय नायिका द्वारा नायक के ऊपरी होंठ को अपने होंठ से दबाकर उसका चुम्बन लिया जाता है तो उसे उत्तर चुम्बन कहा जाता है।

चुम्बन करने की बाजी लगाना

प्रणय क्रीड़ा करने हुए नायक या नायिका किसी भी खेल में जीतने पर दूसरे का चुम्बन लेने की शर्त रख सकते हैं। उदाहरणार्थ, मान लीजिए कि दोनों ने यह निश्चित किया कि वे एक सिक्का ऊपर उछालते हैं, यदि सिक्का चित्र पड़ा तो नायक या नायकि (प्रेमिका) का चार बार चूषण चुम्बन लेगा, सिक्का पट्ट पड़ने पर ऐसा ही चुम्बन नायिका द्वारा नायक का लिया जायेगा।

प्रणय क्रीड़ा में थोड़ी-सी रुचि लेने पर आप अपनी सुविधानुसार अनेक प्रकार की क्रीड़ाएँ तथा हार-जीत की शर्ते रख सकते हैं।

भारतीय काम शास्त्रकारों ने इसके अतिरिक्त चुम्बनों का वर्गीकरण दो अन्य प्रकार से भी किया है। इसमें प्रथम में शरीर के भिन्न-भिन्न अंगों पर किये जाने वाले चुम्बन गिने जाते है और दूसरे में परिस्थितियों के आधार पर किये जाते है।

(अ) **पीड़ित करने वाले:** इनमें वे चुम्बन शामिल किये जाते हैं जो पुरुष वक्षस्थल या स्त्री के उरोजों (स्तनों), कपोलों, भग (Vulva) या शिश्न पर किये जाते हैं।

(ब) कमर तथा स्तनों के मध्य स्थित स्थानों के चुम्बन 'अंचिता' कहलाते है।

(स) सन्तुलित चुम्बनों के अन्तर्गत पेडू, हाथ की बगलों, नाभि और वक्ष पर लिए जाने वाले चुम्बन आते हैं।

(द) मृदु चुम्बनों की श्रेणी में माथे और आँखों पर लिए जाने वाले चुम्बन आते है।

परिस्थितियों पर आधारित चुम्बनों के अन्तर्गत निम्न प्रकार के चुम्बन आते है:

(क) **छाया चुम्बन :** नायक या नायिका की छवि दर्पण (Mirror) या पानी की सतह पर पड़ रही हो या उसका साया दीवार पर पड़ रहा हो और दूसरा उस छाया अथवा साया (Shadow or reflection) का चुम्बन लेकर अपने कामुक प्यार को प्रकट करे, ऐसी क्रिया छाया चुम्बन कहलाती है।

(ख) **उद्दीपक चुम्बन :** जब पत्नी अपने सोते हुए पति को प्रेमपूर्वक देखकर उसके शरीर के किसी भी अंग का चुम्बन करती है तो इसे उद्दीपक अर्थात् उकसाने वाला चुम्बन कहते है।

(ग) **ध्यान आकर्षित करने वाले चुम्बन :** ध्यान आकर्षित करने वाले चुम्बनों की श्रेणी में वे चुम्बन आते हैं जिनमें किसी कार्य में लगे या रूठ जाने वाले अथवा मुँह फेर या करवट बदलकर सोने का अभिनय करने वाले पार्टनर का चुम्बन लिया जाता है।

(घ) **सम्भोग का संकेत देने वाले चुम्बन :** रात में देर से आने पर सोये हुए पति या पत्नी के कपोलों का चुम्बन लेकर यह संकेत करना कि यदि उसकी इच्छा मैथुन करने की है, तो ठीक है, शुरू करें।

(य) **इच्छा प्रदर्शन चुम्बन :** नायक बिस्तर पर बैठा हुआ कोई पुस्तक पढ़ रहा है, आस-पास कोई नहीं है। नायिका आकर उसकी गोदी में लेट जाती है और उसकी जंघा या पैर के अँगूठे का चुम्बन करने लगती है। इससे नायक कामोत्तेजित होकर उसके उरोज को पकड़ कर मसलने लगता है। इस सारी क्रिया का प्रारम्भ करने में नायिका के द्वारा लिए गये चुम्बनों को 'इच्छा प्रदर्शन चुम्बन' कहा जाता है। इसका कारण यह है कि नायिका का नायक की गोदी में लेटना और चुम्बन लेना उसकी सम्भोग करने की इच्छा का प्रदर्शन करता है।

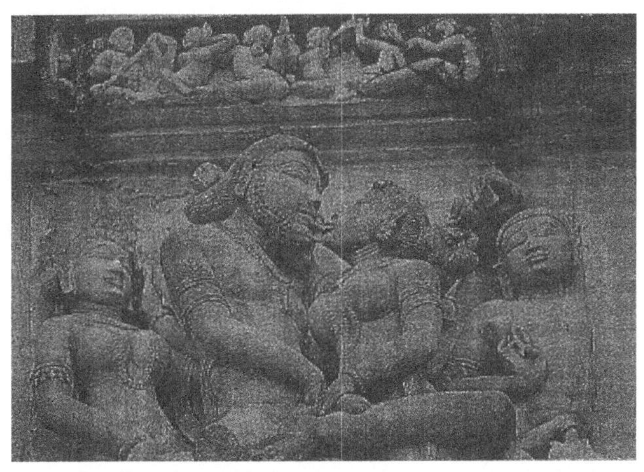

भारत के एक प्राचीन मन्दिर की मूर्तियाँ-चुम्बन तथा कामक्रीड़ा करते हुए

"हँसि-हँसि हेरत नवल तिय
मद के मद मउदादि।
बलकि-बलकि बोलत बचन
ललकि-ललकि लपटाति।।"

-केशव

3. आलिंगन करने की कला (The Art of Embracing)

प्यार के आवेश में प्रेमी-प्रेमिका जब एक दूसरे को अपनी बाहों में भरते हैं, तो उसे आलिंगन करना कहा जाता है। ये मुख्य रूप से निम्न प्रकार के हो सकते हैं

(अ) **प्रथम हल्का-सा आलिंगन** - इस प्रकार का आलिंगन प्रायः प्यार करने के प्रारम्भ में प्रेमी द्वारा प्रेमिका को लिया जाता है, अथवा जब दूसरे लोग उपस्थित हो उस समय भी। इसमें एक दूसरे के शरीर हल्के से परस्पर स्पर्श करते हैं और अलग हो जाते हैं। नगरों की बसों या मेलों की भीड़ में भी इस प्रकार का सुखद स्पर्श लेने से युवा नहीं चूकते। प्रेमिकाएँ भी अपने प्रेमी को भली प्रकार करने से पूर्व इस प्रकार के आलिंगन करती पायी जाती है।

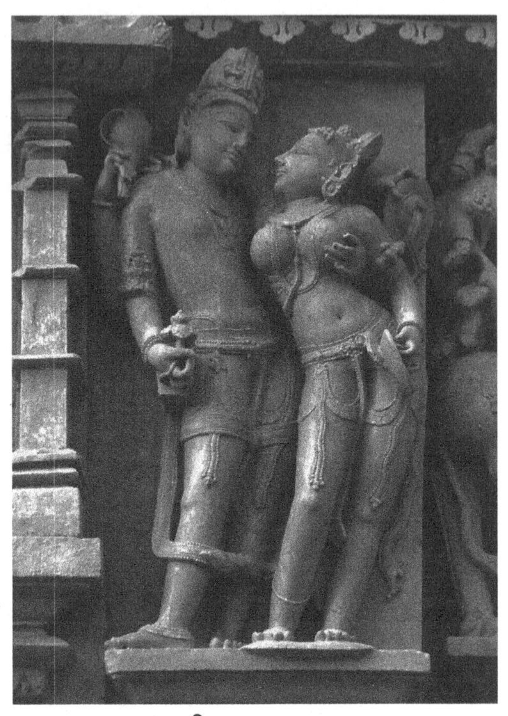

प्राकक्रीड़ा (Fore play)

(ब) **वक्ष मिलन आलिंगन** - इसमें युवक-युवती एक दूसरे को इतनी जोर से बाहों में भीचते हैं कि उनके वक्ष परस्पर मिल जाते है। इसे दोनों सामने से करते है। समय और अवसर के अनुसार एक दूसरे का चुम्बन किया जाता है तथा प्रणय क्रीड़ाओं को आगे बढ़ाया जाता है।

(स) **घषर्ण आलिंगन** - इसमें उचित समय तथा अवसर मिलने पर नायक-नायिका अपने-अपने शरीर को एक दूसरे के साथ धीमे-धीमे रगड़ते (घषर्ण) रहते है। यह प्रायः धीरे-धीरे और देर तक किया जाता है। यह अत्यधिक कामोत्तेजक आलिंगन है।

(द) **प्रिय की पीठ की ओर से किया जाने वाला आलिंगन** - जब प्रेमी या प्रेमिका एकान्त में है, दूसरा साथी पीछे से आकर अपने हाथों को उसके वक्ष पर ले जाता है, उन्हें दबाने या मसलने का सुख उठाते हुए वह भी अपने वक्ष को उसकी पीठ पर दबाता या रगड़ता है। प्राय: प्रेमिकाएँ इस आलिंगन का अधिक प्रयोग करती है क्योंकि इसमें वे अपने उभर उरोजों (Breasts) को प्रेमी की पीठ पर इच्छानुसार दबाती है, रगड़ती अथवा हल्का-सा स्पर्श कराती रहती हैं। चूँकि प्रेमिका का पूरा चेहरा उसका प्रेमी नहीं देख सकता, अत: उसे लज्जा करने का अभिनय भी नहीं करना पड़ता। इस आलिंगन में प्रेमिका अपने प्रेमी के वक्ष, पेट, पेडू और यहाँ तक कि उसकी ज्वाय रॉड (Joy rod) को पकड़कर खेल भी सकती है।

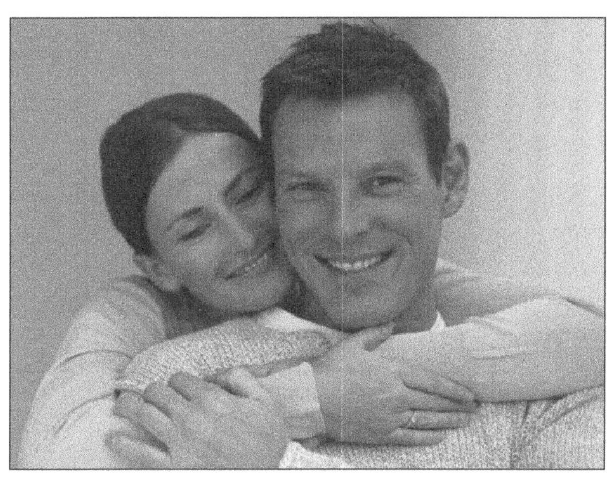

प्रथम प्रकार को छोड़कर शेष आलिंगनों को तभी करना उचित होता है जब दोनों में प्रेम व्यवहार हो।

सम्भोग इच्छा से किये जाने वाले आलिंगन-

(क) **वृक्ष पर चढ़ने का प्रयास** - यह आलिंगन प्रेमिका द्वारा प्रेमी को किया जाता है इसमें अपना एक पैर वह खड़े हुए प्रेमी के पैर पर रखती है और दूसरा पैर प्रेमी की जंघा के पीछे ले जाती है। इस प्रकार वह अपनी योनि को प्रेमी की ज्वाय रॉड (लिंग) के सम्पर्क में लाने की कोशिश करती है। इसका दूसरा रूप वह है जब प्रेमिका अपना एक हाथ प्रमी की कमर में लपेट लेती है और दूसरे से उसका कन्धा

पकड़ कर अपनी ओर खींचती है ताकि दोनों के गुप्तांग स्पर्श कर सकें। इस आलिंगन में प्रायः दम्पत्ति एक दूसरे का चुम्बन भी लेते हैं। इस आसन में सम्भोग भी किया जा सकता है।

(ख) **लता की तरह लिपट जाना** - इसमें खड़े हुए प्रेमी को प्रेमिका अपनी बाहों में लेकर उससे इस तरह लिपट जाती है जैसे लतायें अपने पास स्थित वृक्षों से लिपट जाती है। वह अपने प्रेमी को प्यार का आमन्त्रण देने की भावनाओं के साथ देखती है फिर तत्काल अपने स्तनों या योनि (रति गुहा) पर नजर डालती है, मानो कह रही हो कि वह उसके साथ यौवन रस पाने के लिए प्यासी है। प्रेमी को अपनी प्रेमिका के मौन संकेतों को समझते हुए प्राक् क्रीड़ा को आगे बढ़ाते जाना चाहिए।

(ग) **बगल में लेटकर किये जाने वाले आलिंगन** - जब प्रेमी-प्रेमिका बिस्तर पर अगल-बगल साथ-साथ लेट कर एक दूसरे को प्रेमपूर्वक अपने शरीर से लिपटा लेते हैं। इस प्रकार के आलिंगन अनेक प्रकार के हो सकते हैं, जैसे नायक द्वारा नायिका के पैरों पर अपना पैर रखकर अथवा उसकी कमर में हाथ डालकर उसे अपने शरीर से चिपटा लेना और प्रणय की अन्य क्रियाएँ जैसे चुम्बन, शरीर मर्दन आदि करना। इस प्रकार के आलिंगन में दोनों के शरोरों तथा गुप्तांगों का परस्पर भली प्रकार स्पर्श होने लगता है। अतः इन्हें उसी समय करना चाहिए जब मैथुन करने की इच्छा हो।

(घ) **गोद में बैठकर किये जाने वाले आलिंगन** - इसमें युवती कामावेग में आने पर युवक की गोदी में बैठकर प्यार भरी दृष्टि से अपने प्रियतम को निहारती है और मुस्कराती है। अपने वक्ष पर प्रियतम के वक्ष को अनुभव करती हुई तरह-तरह की काम-क्रीड़ाएँ करती है। ऐसे समय युवक को भी उसके उरोजों को सहलाना, मसलना आदि क्रियाएँ करके कामक्रीड़ा को आगे बढ़ाना चाहिए। गोद में पति की ओर मुख करके या पीठ करके अथवा इच्छानुसार दाहिने या बायें बैठकर स्त्री कामक्रीड़ा में परिवर्तन ला सकती है। इसी प्रकार पति चाहें तो पत्नी की गोद में सिर रख कर लेट सकता है तथा उसकी जंघाओं अथवा रति गुहा (योनि) को सहला सकता है।

(य) **ऊपर लेट कर किये जाने वाले आलिंगन** - इस प्रकार के आलिंगन पति या पत्नी कोई भी कर सकता है। इस बात का ध्यान रखें कि जिस पार्टनर के शरीर का भार अधिक हो वह सावधानी

रखे। इस तरह के आलिंगनों में ऊपर वाला व्यक्ति अपने शरीर से (लेटे रहने वाले) प्रिय साथी के शरीर को माथे से पैरों तक दबा देता है। अतः चुम्बन, मर्दन (मसलना) आदि की क्रियाएँ उसे करने में सुविधा रहती है।

इन आलिंगनों के अतिरिक्त अन्य प्रकार के आलिंगन भी दम्पत्ति अपनी इच्छा, स्थिति तथा स्थान के अनुसार कर सकते हैं। चुम्बन, आलिंगन आदि की विधियाँ कामोत्तेजना को बढ़ाने के लिए होती है। एक बार जब वे उन्हें पूर्ण रूप से कामोत्तेजित कर देती हैं फिर उनका महत्त्व नहीं रह जाता है। सम्भोग करने की बलवती इच्छा ही सबसे प्रमुख हो जाती है।

4. चूसना, चाटना, काटना व दन्त-क्षत

इस प्रकार की क्रियाएँ प्रायः चुम्बन करने के अन्तर्गत आती है। प्रेम भाव के तीव्र आवेश में प्रेमी-प्रेमिका एक दूसरे के भिन्न-भिन्न अंगों का चुम्बन लेने के बाद उन्हें चूसने, चाटने या दाँतों के बहुत हल्के दबाव के साथ काटने भी लगते है जिससे उस स्थान की त्वचा पर दाँतों के चिह्न तो बन जाते हैं पर त्वचा कटती नहीं है। कामशास्त्रों में इसके लिए कानों, अँगुलियों, हाथों, जंघाओं, नितम्बों, वक्ष की चूचुक, पेडू, अधरो, गुप्तांग आदि पर किया जाता है।

मान जाता है कि इससे दम्पत्ति के आपसी प्रेम में एक नया विश्वास और सुख उत्पन्न होता है परन्तु बहुत से स्त्री-पुरुषों को ऐसी क्रियाएँ बिलकुल पसन्द नहीं होती है। इनमें जरा-सी असावधानी होने पर शरीर की त्वचा को हानि पहुँच सकती है। विशेष रूप से नखक्षत और दन्त-क्षत (नाखूनों से त्वचा पर निशान बनाना व दाँतों से त्वचा को दबा कर दाँतों के निशान बनाना) अतः जहाँ तक हो सके ऐसी क्रियाओं से बचिए जिससे आपके प्रिय को किसी प्रकार की हानि पहुँच सके। इसके विपरीत चूसना-चाटना दोनों प्रेमियों की इच्छा पर निर्भर करता है। आज की नारी को चाहे वह नवयुवती हो या पूर्ण स्त्री गृह कार्यों और नौकरी या व्यापार सम्बन्धी कार्यों के लिए घर से बाहर निकलना पड़ता हैं। अतः उनके शरीर पर दन्त-क्षत या नख-क्षत बनाने से बाहरी लोगों द्वारा उनकी हँसी उड़ायी जा सकती है।

5. प्यार भरी थपकियाँ मारना

सम्भोग से पूर्व प्रेमी-प्रेमिका अपने भावों को प्रकट करने के लिए एक दूसरे के शरीर पर हल्की-हल्की प्यार भरी थपकियाँ मारते हैं, इनसे दोनों को शारीरिक सुख तथा मानसिक प्रसन्नता मिलती है। वास्तव में हर व्यक्ति जन्म से ही प्रेम भरी

थपकियों और स्पर्श पाने का इच्छुक होता है। अपने छोटे से बच्चे को माँ उसकी छाती या माथे पर हल्के-हल्के अपनी हथेली से थपकियाँ देती है और वह पूरी सुरक्षा अनुभव करते हुए सो जाता है। बच्चे को सराहना करने या उसे शाबाशी देने के लिए भी उसकी पीठ थपथपाते हैं जिससे उसको उत्साह तथा खुशी मिलती है। इसी प्रकार अपने आन्तरिक प्रेम व वासना को व्यक्त करने के लिए प्रेमी युगल द्व ारा भी एक-दूसरे के शरीर पर प्यार भरी थपकियों, चपतों, मुक्कों आदि का प्रयोग किया जाता है। किशोर अवस्था के लड़के और लड़कियाँ भी खुश होने पर या अपना स्नेह दिखाने के लिए एक-दूसरे की चिकोटी काट लेते हैं। थपकियाँ देना, थपथपाना, हल्की-सी चिकोटी काटना, बहुत हल्की चपट मारना आदि क्रियाएँ एक ही वर्ग में आती है। इसके साथ-साथ इन क्रियाओं के फलस्वरूप मुँह से निकलने वाली 'आह, ओह, हाय, हूँ, ओह गॉड, हाय मरी, हाय राम, ऐसे नहीं करो! आदि स्फुट स्वरों में कहे शब्दों से दोनों की कामोत्तेजना में वृद्धि होती है। कुछ स्त्रियाँ कामोत्तेजना में कोयल, कबूतर और तोते जैसी आवाजें भी करती है। कामोत्तेजना बढ़ाने के लिए निम्नलिखित स्थानों पर हल्की थपकियाँ आदि मारी जाती है-

1. सिर 2. दोनो कन्धों पर 3. दोनों उरोजों के बीच या पुरुष के वक्ष के मध्य 4. पीठ 5. नितम्ब (Buttocks) 6. शरीर के दोनों ओर 7. पेडू पर

इन अंगों पर हल्की थपकियाँ आदि मारने के लिए हाथ के निम्नलिखित भागों का प्रयोग किया जाता है।

1. हथेली 2. हथेली के पीछे का भाग 3. चपट मारने की मुद्रा में फैली अँगुलियाँ और अँगूठा 4. बन्द मुट्ठी।

6. दबाना और मलना या मसलना

प्यार के व्यवहार में प्रेमी-प्रेमिका एक-दूसरे के पूरे शरीर को ही नहीं वरन् जो अंग भी उन्हें लुभाता है उसे दबाते, मलते या समलते हैं। विशेष रूप से पुरुष को नारी के निप्पल्स को संकेतिका अँगुली (Index finger) और अँगूठे से पकड़कर दबाना तथा ऊपर की ओर खींचना बहुत सुख देता है। स्त्री के उरोजों को मलना या मसलना पुरुषों को बहुत प्रिय होता है। वासना की मधुरता से भरे क्षणों में प्रियतमा के एक उरोज को चूसना तथा दूसरे उरोज घुण्डी या चिचुक से खेलना उनको सुखद उत्तेजना देता है उतना अन्य अंग नहीं।

इसी प्रकार स्त्री को अपने प्रेमी पति के वक्ष पर लेट कर उसके वक्ष, पेट और पेडू को सहलाना, दबाना और मसलना बहुत अच्छा लगता है। सम्भोग से कुछ मिनटों पूर्व पुरुष द्वारा अपनी प्रेमिका की भग को सहलाने या बहुत हल्की चपट मारने से दोनो की उत्तेजना चरमविन्दु पर पहुँचने के लिए मचलने लगती है।

स्त्री कामविह्वल होकर पुरुष के उत्तेजित ज्वाय रॉड (शिश्न) को अपने हाथ की मुट्ठी में पकड़कर स्वयं उसे अपनी योनि पर रखने अथवा योनि प्रवेश करवाने का मधुर एवं रसीला प्रयत्न करने लगती है।

7. तेल मालिश (Oil Massage)

कुछ नवदम्पत्ति एक दूसरे के शरीर पर सुगन्धित तेल या पाउडर की मालिश करके भी अपने प्यार की उत्तेजना में वृद्धि करने के बाद सम्भोगरत होते हैं। ओलिव ऑयल या बादाम के तेल की मालिश करने पर अपने प्रिय के सुन्दर शरीर को पूर्ण रूप से नम्न देखने तथा उसे और अधिक स्वस्थ व सुगठित बनाने का श्रेय भी मिलता है। प्रेमी प्राय: प्रेमिका के उरोजो (स्तनों) या जंघाओं की मालिश करते-करते कामोत्तेजित हो जाता है तथा सम्भोग करना चाहता है। ऐसे समय प्रेमिका को उसे पूरा सहयोग देने में बहुत सुख मिलता है।

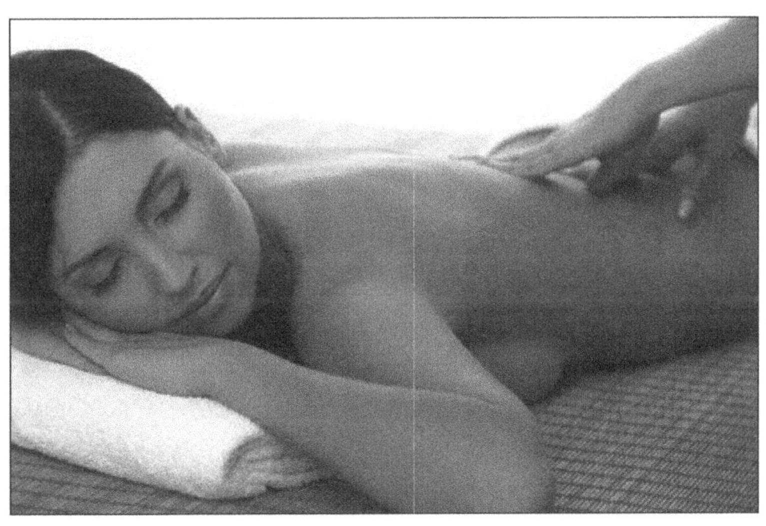

प्रेमिका का भी यह कर्तव्य है कि वह दूसरी बार स्वयं अपने प्रेमी के पूरे शरीर की मालिश करे। इसमें उसे एक नये प्रकार का सुख अनुभव होगा। तेल मालिश का क्रम इस रखें- प्रेमी के सिर, चेहरे, हाथ, पैर, फिर वक्ष, पेट, कमर, जंघायें और अन्त में नितम्ब, अण्डकोश तथा शिश्न। इससे प्रेमी को इतना सुख मिलता है कि वह सदा के लिए अपनी प्रेमिका पर न्योछावर हो जाता है।

प्रेमी या पति को भी तेल मालिश में यही क्रम प्रेमिका पत्नी के साथ दोहराना चाहिए। तेल मालिश एक स्वास्थ्यप्रद क्रिया है। यदि दोनों एक-दूसरे की तेल मालिश करने के बाद सम्भोग करें तो उन्हें एक नवीन सुख का अनुभव होगा।

सम्भोग की इच्छा नहीं होने पर वे दानों प्रसन्न मन होकर स्नान करने जा सकते हैं।

हम काम (Sex) की दृष्टि से तेल मालिश/पाउडर मालिश या सूखी मालिश को दी किस्मों में बाँट सकते है। प्रथम- जिसका अन्त पूरी तरह सम्भोग क्रिया में हो, द्वितीय- जिसका लक्ष्य एक-दूसरे के स्वास्थ्य और सौन्दर्य को सुधारना हो।

इस दृष्टिकोण से यह आवश्यक है कि नवदम्पत्ति प्रणय क्रीड़ाओं से पहले ही यह निश्चित कर लें कि उनको तेल मालिश करने के बाद प्रणय क्रीड़ाएँ और उससे होने वाली कामोत्तेजना को सन्तुष्ट करने के लिए सम्भोग करना है। या नहीं!

लिंग प्रवेश कराने के बाद भी चुम्बन, स्तन मर्दन आदि क्रियाएँ जारी रखते हुए अपने सम्भोग को प्रेमपूर्वक आगे बढ़ाते जायें। स्वास्थ्य लाभ हेतु की जाने वाली तेल मालिश के दौरान पति को चाहिए कि वह पत्नी के स्तनों, गुप्तांगों आदि पर बहुत हल्की मालिश करें या बेहतर है कि इन स्थानों को छोड़ दें। यह दम्पत्ति की इच्छाओं पर निर्भर करता है। हल्के चुम्बनों का आदान-प्रदान हो सकता है, इससे अधिक नहीं अन्यथा मालिश भी कामक्रीड़ा का अंग बन जायेगी। इन बातों का पत्नी/प्रेमिका को भी ध्यान रखना होगा।

प्रणय क्रीड़ा और सम्भोग हेतु की जाने वाली मालिश

इस प्रकार की मालिश आदि की प्राक् क्रीड़ा कर सकते हैं। दोनो को चाहिए कि पहले केवल तेल मालिश पर ही ध्यान केन्द्रित करें। इसके पश्चात पति/पत्नी को पकड़कर आलिंगन, चुम्बन आदि की क्रियाएँ करने का प्रयत्न करे।

ऐसे समय पत्नी उसके हाथों से छूटने, फिसलकर निकलने की चेष्टा करे और सफल होने पर हँसते हुए पति को अँगूठा दिखाये कहे, 'ले! रह गये!' 'अच्छा! अभी बताता हूँ!' कहता हुआ पति फिर से पत्नी को मजबूती से पकड़कर उसके शरीर से अपने शरीर को रगड़े। स्तनों की घुण्डियों को दबाये, खीचे और घुमाये। तेल की चिकनाहट के कारण उरोजा, नितम्बों आदि को मलने अथवा दबाने पर विशेष आनन्द आता है। अन्त में दोनों स्वेच्छा से आलिंगनबद्ध हो सम्भोग क्रिया का चरमसुख प्राप्त कर सकते है।

आजकल लोग मसाज हाउस (Massage Houses) में जाकर लम्बी रकम देकर इसका लाभ उठाते हैं। इससे कहीं बेहतर है कि यह अनोखा सुख घर में ही ले लिया जाये।

सेक्स पर शोध करने वालों ने सुगन्धित तेल मालिश करने के बाद प्राक्क्रीड़ा करने को बहुत महत्त्व दिया हैं यहाँ तक कि जो युवतियाँ सेक्स की दृष्टि से ठण्डी होती हैं वे भी तेल मालिश करवान के बाद सम्भोग सुख पाने के लिए

उतावली हो जाती हैं क्योंकि तेल मालिश के बाद प्रेमी युगल एक दूसरे के शरीर पर तरह-तरह से करते हैं उनसे शरीर का एक-एक कोश उत्तेजना से भर जाता है। इससे ज्वाय रॉड (शिश्न) तथा रति गुहा (योनि) की क्रियाएँ भी अत्यन्त सरलता से होने लगती हैं। स्त्री की भगनासा पर तेल मालिश करने पर उसके शरीर का रोम-रोग उत्तेजित हो जाता है। इसी भाँति पत्नी या प्रेमिका द्वारा पति/प्रेमी की तेल मालिश करने पर उसकी कामोत्तेजना में अत्यधिक वृद्धि हो जाती है। तेल मालिश करने से निम्नलिखित स्वास्थ्य सम्बन्धी लाभ भी होते हैं-

1. शरीर में रक्त संचालन अच्छा होता है जिससे उसके विकार मल, मूत्र, श्वास, पसीना आदि से निकल जाते है।
2. स्नायु संस्थान (Nervous system) को उत्तेजना प्राप्त होती है जिससे शरीर की सभी क्रियाएँ भली प्रकार होने लगती है।
3. जिगर, छोटी आँतों तथा शरीर की अन्य ग्रन्थियों, फेफड़ों, त्वचा, गुर्दे आदि की शक्ति बढ़ती है।
4. चरबी को कम करने में सहायक है।
5. शरीर के बहुत से रोग जैस माँसपेशियों तथा स्नायुओं सम्बन्धी रोग, गठिया, अधरंग, मोच, सिर दर्द, तपेदिक, सेक्स के प्रति अरुचि में मालिश करने से लाभ मिलता है। छोटे बच्चों, तथा वृद्धजनों को भी नया बल प्राप्त होता है।
6. त्वचा के रोमक्प विकसित होते है और उसके सौन्दर्य में वृद्धि होती है। माँसपेशियों का दर्द दूर होता है।
7. कमजोर व्यक्तियों के लिए तेल मालिश लाभदायक सिद्ध होती है।
8. इससे थकावट भी दूर होती है।
9. गरमियों में तौलिया (Towel) को ठण्डे पानी में जाड़ों के मौसम में गरम पानी का प्रयोग करिए। डुबो कर मालिश करने से नींद आ जाती है, शरीर की गरमी दूर होती है, जलन हो, सूखी खारिश हो, पाँव में सरसराहट होती हो तो भी इससे आराम मिलता है।
10. नींद न आने की शिकायत होने पर मेरुदण्ड, गर्दन तथा सिर की हल्की मालिश करने से लाभ होता है। टांसिल (Tonsils) हो जाने पर ग्रीवा (गरदन) के गले भाग की मालिश, कब्ज में पेट की, सिर दर्द में सिर और गले की हल्की मालिश करने से आराम मिलता है।

11. नवदम्पत्तियों या प्रेमी युगल को एक-दूसरे की मालिश करने से सबसे बड़ा लाभ यह होता है कि उनमें आपसी प्यार बढ़ता है। झूठा अहंकार दूर होता है और एक नये अपनेपन की भावना का विकास होता है। इसलिए तेल मालिश का प्रयोग कामक्रीड़ा के अलावा स्वास्थ्य लाभ के लिए अधिक करें इससे आपके दाम्पत्य जीवन में एक नया आपसी विश्वास उत्पन्न होगा। परन्तु याद रखे! पैरों आदि की मालिश करते समय अपने को छोटा या बड़ा मसझने का हानिकारक भाव हृदय में नहीं लायें। जब दो भिन्न-भिन्न लिंग के व्यक्ति सम्भोग में लिप्त होते हैं अर्थात् समान रूप से शारीरिक सुख भोगते हैं तो फिर छोटे-बड़े का प्रश्न कहाँ रहा? यही तो वास्तविक प्रेम है। दो व्यक्तियों के हृदय एक हो जाना। मेरे विचार से यह सर्वश्रेष्ठ प्रेमाभिव्यक्ति और प्रणयक्रीड़ा भी है।

मालिश के प्रकार

हथेली से थपथपाना, मर्दन करना, मसलना, मरोड़ना, दबाना, सहलाना, मुक्की हल्के से मारना, झकझोरना, खड़ी या कटोरी थपकी देना, माँस को पकड़ कर घुमाना, अंगों में कम्पन पैदा करना, अँगुलियों से ठोंकना आदि। लेटे हुए व्यक्ति के शरीर पर दूसरा व्यक्ति खड़े होकर अपने पैरों से भी मालिश कर सकता है।

स्वास्थ्यप्रद मालिश का क्रम

सिर

हाथें की अँगुलियों को तेल में डुबाकर या हल्का-सा लगाकर पोरों (अँगुलियों के सिरों) से बालों की जड़ों में मालिश करें। माथे तथा सिर पर गोलाकार में हथेलियों को चलायें। हाथों की हथेली को कटोरी के आकार का बना कर पूरे सिर को थपथपायें। सिर के पिछले हिस्से पर ऊपर से नीचे की ओर दबाव देते हुए हाथों को चलायें।

ग्रीवा तथा मुख

- गर्दन पर हाथें को चारों ओर घुमाकर मालिश करें। हाथ की अँगुलियों से गले पर ऊपर से नीचे की ओर हल्का दबाव (Light pressure) देते हुए मसलें।
- चेहरे पर ऊपर से नीचे की ओर मालिश करें।
- कपोलों (गालों) पर गोलाकार हाथ चलाते हुए धीमे-धीमे थपथपायें।

- अँगुलियों से आँखों के चारों ओर हल्की-हल्की मालिश करें। दूसरे से (जिसकी आप मालिश कर रहे है) आँखें बन्द करवा लें फिर दो अँगुलियों को बहुत हल्के से पलकों पर रखकर (बिना कोई दबाव डाले) गोलाकार में घुमायें।
- दोनों हथेलियाँ, बन्द आँखों पर इस प्रकार रखें कि हथेली का मध्य भाग आँखों पर आये, अब हथेलियों से बन्द आँखों की पलकों पर हल्के-हल्के स्पर्श दें। इसे (Palming) पामिंग करना भी कहते हैं। यह आप पहले स्वयं करके अनुभव कर ले फिर अपने प्रिय को दें। पाँच से दस मिनट तक ऐसा करने पर आँखों को बहुत आराम मिलता है। इस 'पामिंग' की क्रिया को आप प्रणयक्रीड़ा का रूप यों दे सकते हैं।

1. मैं किस रंग की कमीज/पैन्ट/अण्डरवियर पहने दूँ?
2. मैं तुम्हारे लिए क्या लाया हूँ?
3. मुझे भोजन में कौन-सी डिस (Dish) सबसे अधिक पसन्द है।?
4. मैं सबसे अधिक किसे महत्त्व देता हूँ? आदि।

(आप अपनी रुचि अनुसार इसी प्रकार के प्रश्न बना सकते हैं?

यदि प्रिय पात्र प्रश्न का उत्तर सही देता है तो आप उसके हर सही उत्तर पर दो चुम्बन लेंगे। गलत उत्तर देने पर उसे आपको चुम्बन देने होंगे। आप चुम्बन के स्थान पर दोनों लोगों को पसन्द आने वाली प्रणयक्रीड़ा रख सकते हैं, जैसे नितम्बों पर चार थपकियाँ मारना या जंघाओं में चिकोटी काटना दोनों कपोलों (Cheecks) की त्वचा को अँगुलियों और अँगूठे से पकड़कर धीरे-धीरे खींचना आदि।

वक्षस्थल (Breast)

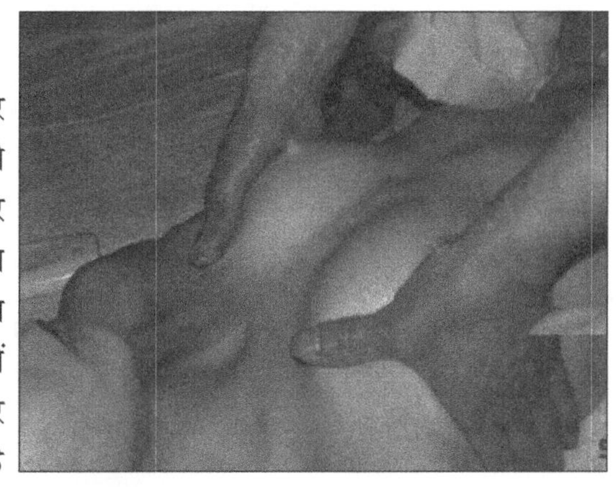

पूरी छाती पर दाये-बाये, ऊपर नीचे मालिश करें हाथों को वक्षस्थल के बीच में रखकर बाहर की ओर घर्षण करें। हाथ की अँगुलियों का पूरा दबाव देते हुए मले। दोनों हथेलियों और अँगुलियों को मोड़कर कटोरी-सी बनाकर स्त्री के

दोनों स्तनों को थपथपायें। पुरुष के वक्ष को थपथपाने से उसे भी लाभ मिलता हैं। हृदय तथा फेफड़ों को शक्ति मिलती है।

बाजू (Arms)

दूसरे के पूरे हाथ में, अँगुलियों से लेकर कन्धों तक तेल मलें फिर अपने हाथों को गोलाकार घुमाते हुए ऊपर तक ले जायें। माँसपेशियों पर हाथ से ठोक दें और थपथपायें।

पहले तेल पूरे पैर में थोड़ा-सा लगा दें। माँसपेशियों पर हाथों को गोलाकार मसलते हुए ऊपर की ओर ले जायें। पैरों तथा जंघाओं को थपथपायें तथा जोर से मालिश करें। जहाँ भी आप माँसपेशियों को अपनी मुट्ठियों में दबा सकते है, वहाँ उन्हें धीरे-धीरे दबायें और मसलें। दोनों पैरो की क्रमशः मालिश करें। घुटनों तथा पिंडलियों पर दोनों हाथ से गोलाकार रूप में तेल मलते हुए दबाव के साथ मालिश करना ठीक रहता है।

पीठ (Back)

तेल लगाकर हथेली से दायें-बायें घर्षण (Rubbing) देकर पीठ के नीचे से ऊपर की ओर मालिश करें। पूरी पीठ को हाथ की कटोरियों से थपथपायें। दोनों हथेलियों को रीढ़ की हड्डी के दायें-बायें रखकर दबाव देकर नीचे को फिसलाएँ। इसके बाद इसी प्रकार अपने हाथों को ऊपर की ओर फिसलाते हुए ले जायें। जगह-जगह से माँस को पकड़कर मसलें, थपथपायें, रीढ़ की हड्डी को एक-एक गोट को मसलें।

नितम्ब (Buttocks)

नितम्बों पर भली प्रकार तेल मलने के बाद उनको थपथपाना तथा माँस को पकड़कर हल्के-हल्के दबाना चाहिए। हाथ की कटोरी बनाकर उनका प्रहार नितम्ब पर करने से लाभ होता है। हल्की-हल्की मुक्कियाँ मारना भी अच्छा रहता है। दायें हाथ को दाहिने नितम्ब पर तथा बायें हाथ को बायें नितम्ब पर रखकर उन्हें दबाव देते हुए बाहर ले जायें फिर दोनों हाथों से गोलाकार बनाते हुए मालिश करें।

कमर, पेडू तथा गुप्तांग

तेल मालिश करवाने वाला पेट के बल लेटे। आप अपने हाथ को तेल भीगी बीच की अँगुली को नितम्बों की दरार में रखकर एक हाथ को धीमे-धीमे बिलकुल नीचे तक ले जायें फिर घुमाकर गुदा, योनि और पेडू तक तेल की मालिश करें।

स्वास्थ्य की दृष्टि से इस क्रिया को केवल एक-दो बार करना ही उचित रहता है। परन्तु कामोत्तेजना बढ़ाने के लिए कई बार किया जा सकता है। इस क्रिया के साथ ही दूसरे हाथ से कमर की मालिश करते रहें। योनोत्तेजना देने के लिए इसी क्रिया के दौरान स्त्री की योनि में एक हाथ की बीच की अँगुली डालकर दूसरे हाथ से कमर को कम्पन देना बहुत आनन्दमय रहता है। स्त्री भी पुरुष की मालिश करते हुए पेट के बल लेटे पति के शिश्न को पकड़कर सहलाये तथा एक हाथ से उसकी कमर के ऊपर बीच में दूसरा हाथ रखकर उसे कम्पन दें। इस क्रिया से स्त्री-पुरुष दोनों को सुख की ही नहीं वरन् रोमांच की भी अनुभूति होती है।

अगल-बगल का भाग

प्रायः मालिश मालिश में शरीर के सामने तथा पीठ वाले भाग की अच्छी मालिश हो जाती है। परन्तु अगल-बगल के भाग की मालिश नहीं हो पाती। लेकिन ऐसा नहीं होना चाहिए। अपने प्रिय पात्र को करवट दिला कर उसके शरीर के बायें तथा दायें ओर के शरीर पर तेल मालिश अवश्य करना चाहिए।

मक्खनी मालिश

जिस प्रकार तेल से मालिश की जाती है उसी प्रकार मक्खन से भी हो सकती है। इसके लिए मक्खन अच्छी क्वालिटी का तथा काफी मात्रा में लें ताकि प्रिय के सुन्दर अंगों पर मक्खन लगाने के बाद उन्हें चूमने, चाटने और चखने में अच्छा स्वाद आये।

मक्खन में मिली मदिरा

धनवान और रसिक जन मक्खन में मदिरा मिलाकर उसे अपने प्रियतम के पूरे शरीर में मल कर भाँति-भाँति की मधुर तथा उत्तेजक कामक्रीड़ाएँ करते हुए यौवन सुख लेते हैं। इससे कामक्रीड़ाओं में मधुर स्वाद, मादकता और मक्खनी चिकनायी सबका रस एक साथ मिल जाता है। लेकिन इस प्रकार की सभी प्रेम क्रीड़ाओं में दोनों की पूर्व सहमति तथा रुचि होना आवश्यक है।

साबुन की मालिश (Soapy massage)

तेल तथा मक्खन की तरह आप एक दूसरे के शरीर पर साबुन की मालिश भी कर सकते हैं। इसका सुख पाने के लिए दोनों को पूर्ण रूप से अपने वस्त्रों को उतारना होगा। यह भी सम्भव है कि दोनो केवल अण्डरवियर पहन कर इस क्रीड़ा को अपने स्नानागार (Bathroom) में करें स्नानागार में यदि दो दर्पण हो तो युगल अपने प्रतिबिम्बों को देख-देखकर और अधिक सुख व उत्तेजना का

अनुभव करते हैं। इसमें चुम्बन, चूषण आदि की क्रीड़ाएँ साबुन को पानी से धोने के बाद ही करनी होती हैं।

इस प्रकार के युवा लोग कामक्रीड़ाओं को वस्त्रहरण अर्थात् एक दूसरे के वस्त्र उतारने के बाद करते हैं। संगीत-नृत्य आदि में कुशल युवा किसी सरस तथा उत्तेजक धुन की सी.डी. लगाकर अपने वस्त्रों को इतने उत्तेजक तथा कलात्मक रूप से कभी उतारते और कभी पहनते हैं कि दूसरा पार्टनर उसे अपनी बाँहों में भरने के लिए उतावला हो उठता है। इसीलिए भारत के सुप्रसिद्ध कामशास्त्री महर्षि वात्स्यायन ने अपने कामसूत्र में जिन 64 कलाओं का वर्णन किया हैं, उनमें संगीत, नृत्य आदि प्रमुख हैं।

प्रेम युद्ध या प्यार भरी लड़ाई

प्यार के खेल ही नहीं लड़ाइयाँ भी मधुर होती हैं। कभी-कभी जब पति द्वारा पत्नी का जोर से आलिंगन लिया जाता है अथवा उसकी कलाई को पकड़ा जाता है उसे हल्की-सी खरोंच या दर्द हो सकता है। ऐसे अवसर पर वह रूठ कर पति से नाराज हो जाती है। बच्चों की तरह पति के वक्ष पर चाटे या हल्के-हल्के घूँसे मारती है। उसे दुष्ट, लुटेरा चोर! डाकू आदि कहती है क्योंकि पति उसी यौवन रूपी सम्पत्ति को लूट रहा तथा दिल को चुरा रहा है।

ऐसे नाजुक अवसरों पर पति को यह ध्यान रखना चाहिए कि यह भी उसके प्यार का ही एक रूप है।

क्षमा माँगते हुए चुम्बन करना और उसके रूप की प्रशंसा करते हुए कोतलता से आलिंगन लेना ही इसका उपाय है।

"मेरा दिल चुरा कर, मर जाने की बात करती हो।
अपने प्रिय को बर्बाद करने की घात करती हो।"

या

"मेरे लिए क्या हो तुम? तुम क्या जानो.
खुदा से डरता हूँ, वरना कह दूँ खुदा हो तुम."

इस प्रकार के शेर या प्रेम रस डूबी पंक्तियाँ आपकी प्राक्क्रीड़ा (Foreplay) में नया रंग और नया रस घोल सकती है।

ना! ना! करके प्यार...

प्रकृति द्वारा पुरुष को काम क्रिया के लिए पहल या शुरुआत करने तथा स्त्री को सम्भोग हेतु मनाने की जिम्मेदारी दी गयी है। इसलिए विशेष रूप से प्रथम सम्भोग में पुरुष को सावधानी, चतुरता तथा प्रेम को प्रकट करते हुए स्त्री को

मनाना चाहिए ऐसे नाजुक मौके पर पत्नी के रूप-गुणों आदि की प्रशंसा करते हुए हल्के-हल्के चुम्बनों-आलिंगनों से शुरुआत करें। वस्त्रों के ऊपर से ही उसके उरोजों, जंघाओं, नितम्बों आदि को सहलायें। संकोचवश पत्नी 'ना! ना!' कहते हुए आपका हाथ हटा सकती है। ऐसे समय एक फिल्मी गीत की यह पंक्ति याद रखें या दोहरा दें- *'ना! ना! करके प्यार तुम्हीं से कर बैठे।'* और पत्नी का चुम्बन करते हुए वस्त्रों के ऊपर से उरोजों से खेलें।

नयी नवेली वधू के द्वारा प्रणय के खेल में संकोच दिखाना, मना करना आदि स्वाभाविक है। आपका कर्तव्य है कि उसके सुन्दर मुख, गले, उरोज (स्तनों), कमर, बालों आदि की प्रशंसा करते हुए अपने चुम्बन जारी रखें। कुछ मिनटों बाद वह जैसे ही मना करना बन्द करे या चुप हो जाये, मुस्कराये तो उसके वस्त्रों के अन्दर हाथ डालकर उसके अंग-प्रत्यंगों से खेलते रहें फिर उसकी आँखों का चुम्बन लेते हुए धीरे-धीरे उसके ब्लाउज, ब्रेजरी, अण्डरवयर आदि को उतारते जायें। प्रकाश को हल्का कर दें और स्वयं भी अपने वस्त्रों से मुक्त होकर उसको अपने आलिंगन में लेकर प्राकक्रीड़ाएँ जारी रखें। पत्नी की बॉडी लेंग्वेज (Body Language) को समझें। पाँच-दस मिनट बाद जब वह पूरी तरह अपने शरीर को आपके हाथों में छोड़ दे तो उसके कुचों (Breasts) और भग को एक साथ सहलायें व प्यार करें, उसकी भगनासा को हाथ के अँगूठे से रगड़ें। इसके फलस्वरूप वह अपनी जंघायें खोले देगी। इस सुनहरे-सुखद अवसर पर अपने शिश्न को योनि गुहा में आराम से प्रवेश करायें। बेहतर है इससे पूर्व अपने लिंग तथा पत्नी की योनि में सुगंधित तेल मल लें। लिंग प्रवेश कराने के बाद भी चुम्बन, स्तनमर्दन आदि क्रियाएँ जारी रखते हुए अपने सम्भोग को प्रेम पूर्वक आगे बढ़ाते जायें।

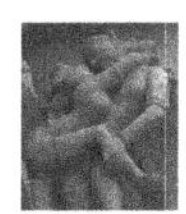

६

काम का सिंहासन

पूर्ण कामोत्तेजना अनुभव करने ही नर-नारी एक-दूसरे के तन-मन में लीन होने के लिए बेचैन हो उठते हैं। चुम्बनों की मादकता और आलिंगन की गरमाहट से उत्तेजित होकर सम्भोग की सरस क्रिया करने की ओर बढ़ते हैं। पुरुष का लिंग (शिश्न) उत्तेजित होकर खड़ा हो जाता है, स्त्री की योनि में रक्तप्रवाह बढ़ जाने से वह भी कुछ फूल जाती है मानो फूल फल बनने के लिए खिल गया हो तथा आन्तरिक स्रावों को निकलने से वह चिकनी हो जाती है। भगनासा अपने प्रियतम की अँगुली या अँगूठे का घर्षण पाकर कुछ खड़ी व कड़ी हो जाती है। पुरुष का लिंग अपनी प्रिय नारी की रतिगुहा (योनि) में प्रवेश कर घर्षण करने का कार्य शुरू कर देता है। यही सम्भोग या मैथुन (Sexual intercourse) करना है। स्त्री व पुरुष जिस शारीरिक आसन (Posture) में यह क्रियाएँ करते हैं, उन्हें 'सम्भोगासन' कहते है।

प्राचीन कामशास्त्रों में 84 प्रकार के सम्भोगासनों का वर्णन मिलता है। इसके दो प्रमुख कारण है कि-

1. उस गुग में खेती-बाड़ी होने तथा सामंतवादी प्रथा होने के कारण जमींदारों तथा राजा-महाराजाओं का शासन चलता था उनके पास पर्याप्त समय व सत्ता थी। प्राय: पुरुष अनेक विवाह करते थे क्योंकि समाज पुरुष प्रधान था। अत: कामक्रीड़ाएँ करने में वे तरह-तरह के आसनों व विधियों का उपयोग कर अधिक से अधिक सुख उठाते थे क्योंकि एक प्रकार की क्रिया को एक ही आसन में करते-करते ऊब जाना स्वाभाविक है।
2. प्रकृति के अधिक निकट रहने की वजह से वे पशु-पक्षियों को मैथुन में लगा देख कर स्वयं भी वैसे ही आसनों को आजमा कर

देखना चाहते थे। उनमें आज के मानव से अधिक कार्य करने की शक्ति तथा मेरुदण्ड में पर्याप्त लचीलापन था। इन 84 आसनों में से अधिकांश ऐसे हैं जिन्हें नट या नटी अथवा जिम्नास्टिक करने वाले ही कर सकते हैं। उदाहरण के लिए एक स्त्री नग्न होकर सिर के बल खड़ी हो और पुरुष पैरों के बल खड़ा होकर उसके साथ मैथुन कर रहा हो, तो उस स्त्री के तन-मन पर क्या बीतेगी? यह सम्भोग सुख नही लूट रही है वरन् आत्मपीड़ा झेल रही है। समाज पुरुष प्रधान था। पति परमात्मा के समान और पत्नी उसकी दासी। उसके लिए मुस्कराने, खुशी का दिखावा करने और पति की पौरुष-शक्ति का बखान करने के अतिरिक्त उन्य उपाय नहीं था उस काल में।

3. परन्तु इसके बावजूद महर्षि वात्स्यायन ने भी सुखासन को सन्तुष्टि देने वाला एवं सुखदायक बताया है। सभ्य समाज द्वारा इसी आसन का अधिक उपयोग किया जाता है क्योंकि 'सुखासन' में सम्भोग करने से प्रेमी-प्रेमिका एक-दूसरे की मुख मुद्रा, वक्ष तथा यौन अंग भली प्रकार देख सकते हैं। उसे समय प्रेम तथा कामक्रीड़ा में तरह-तरह की मुख मुद्राओं व अदायें आदि देखने पर जो नयन सुख मिलता है वह अवर्णनीय है। इसके अतिरिक्त एक अत्यन्त महत्त्वपूर्ण तथ्य यह है कि स्तनपायी जीवों में केवल मनुष्य जाति ऐसी है जिसमें स्त्री-पुरुष एक-दजे की ओर मुँह करके सम्भोग करते है अन्यथा पशु पीछे से सम्भोग करते है। यह आसन पुरुष तथा स्त्री के प्रेम में ही नहीं वरन् बुद्धि में भी वृद्धि करता है। प्रेम तथा मोह की भावनायें पशु-पक्षियो में मानव की तुलना में कम होती हैं। प्रायः सम्भोग के बाद नर पशु मादा से दूर चले जाते है।

1. सुखासन

इस आसन में प्रेमी पति सुहाग शैया पर पीठ के बल लेटी अपनी प्रेमिका पत्नी की सुन्दर-सुगठित जंघाओं के मध्य बैठ कर या खड़े होकर सम्भोग कर सकता है। यही नहीं वरन् वह इस आसन में चुम्बन, स्तनमर्दन, रतिगुहा को सहलाने, भगांकुर पर हल्का घर्षण करने आदि की (प्राक्क्रीड़ा Fore play) क्रियाएँ कर शारीरिक सुख की वृद्धि भी कर सकता है।

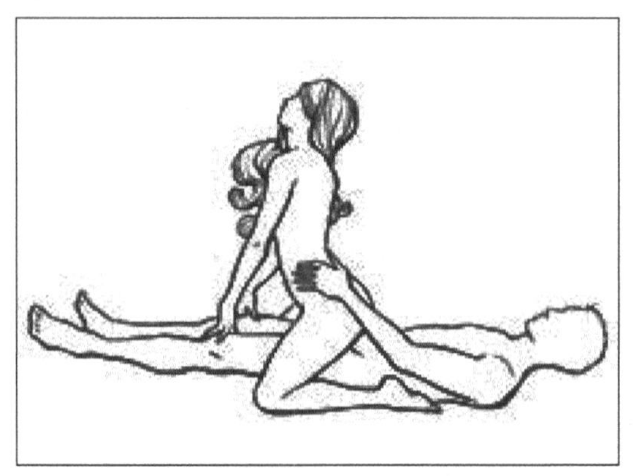

चरमोत्कर्ष (Orgasm) ओर स्खलन में सबसे बड़ी सुविधा यह है कि अगर पति जल्दी स्खलित होन वाला (अर्थात् पुरुष के लिंग से वीर्य छूटने वाला) हो तो नीचे लेटी पत्नी उसकी छाती और नितम्बों पर तीन-चार बार जोर से हथेली मार सकती है। ऐसा करने पर पुरुष का वीर्य जल्दी स्खलित नहीं होता। पुरुष भी नीचे लेटी स्त्री की कमर को पकड़कर अपनी सुविधा तथा सुख के लिए ऊपर उठा कर जोर-जोर से धक्के मार सकता है। इस तरह स्त्री-पुरुष दोनों एक ही समय में चरम सुख प्राप्त करते हैं जो कि सम्भोग का लक्ष्य है। इससे स्त्री-पुरुष के आपसी प्रेम में वृद्धि होती है।

2. विपरीत रति

इसके अतिरिक्त थकान अनुभव होने अथवा पत्नी की इच्छा होने पर या नवीन आसन का सुख लेने हेतु पति शैया पर पीठ के बल लेट सकता है और पत्नी उसकी ओर मुख करके ज्वाय रॉड (लिंग) को अपनी योनि में डालकर उसके

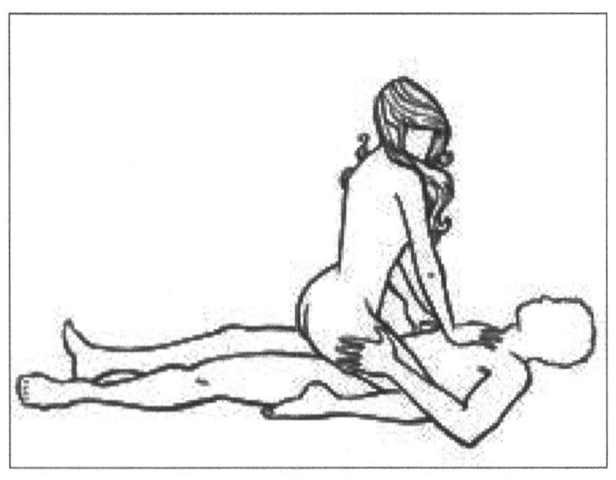

ऊपर बैठ कर सम्भोग कर सकती है। इस प्रकार वह अपनी इच्छानुसार पति के साथ कामक्रीड़ा भी कर सकती है। इस आसन के द्वारा पुरुष के वीर्य स्खलन तथा स्त्री के चरमोत्कर्ष पर पहुँचने के समय को समान विन्दु पर लाया जा सकता है। दूसरे शब्दों में स्त्री तथा पुरुष दोनों एक ही समय में स्खलित होकर पूर्ण सुख तथा सन्तुष्टि का अनुभव कर सकते हैं। इस विधि से सम्भोग करने को विपरीत रति कहते है क्योंकि इसमें स्त्री की भूमिका प्रमुख होती है और पुरुष की सहायक होती है।

विपरीत रति की प्रथम विधि में पत्नी अपने बालों के जूड़े को खोलकर उन्हें पति के वक्ष पर फैला दे, उसके वक्ष को अपने उरोजों से दबायें। अपना चेहरा उसके चेहरे पर ले जाकर चुम्बनों का आदान-प्रदान करे। विपरीत रति करने का दूसरा तरीका यह है कि पति लेटी हुई पत्नी की रति गुहा में शिश्न डालकर उसकी कमर को दोनों हाथों से पकड़कर धीरे-धीरे उठायें और सावधानी से स्वयं लेट जाये और पत्नी को अपनी कमर के ऊपर बैठा ले। यदि शिश्न योनि से निकल जाये तो उसे दोबारा प्रवेश करा दें।

इस आसन में लिंग पूरी तरह कठोर नहीं होने पर भी योनि के अन्दर रहता है। इसमें स्त्री अपनी इच्छा के अनुसार लिंग को जितना भाग अन्दर ले जा सकती है और जितना न चाहे नहीं ले जाये क्योंकि वह अपने दोनों हाथों व पैरों क सहारे उस पर बैठी होती है। इसके साथ ही वह लिंग को योनि में आने जाने की गति भी नियन्त्रित कर सकती है। इसके लिए स्त्री का कुछ अनुभवी होना आवश्यक है। अतः प्रथम सम्भोग के लिए इस आसन का उपयोग ठीक नहीं।

विपरीत रति (द्वितीय विधि)

इस आसन में स्त्री लेटे हुए पति के चेहरे की ओर पीठ करके भी बैठ सकती है। इस आसन में पति उसकी पीठ, कमर तथा नितम्बों का मर्दन (दबाना) कर सकता है। उसकी पीठ पर लहराते केशों से खेलना तथा नितम्बों पर थपकिया देना सुख की वृद्धि करता है।

3. पशुवत मैथुन

स्त्री इसी आसन को शैया पर पशु की तरह घुटनों तथा हाथों के बल बैठकर भी सम्पन्न करा सकती है। इसमें कमर को झुकाकर नितम्बों को उठाना होता

है जिससे पति पीछे से खड़ा होकर लिंग प्रवेश की क्रिया पूरी कर सके। यह आसन विशेष रूप से वृषभ वर्ग के पुरुष तथा पदमिनी या चित्रणी वर्ग की स्त्री के साथ अच्छा रहता है क्योंकि इस आसन में कम लम्बाई वाली योनि नलिका में अधिक लम्बाई वाला शिश्न भी पूरा उपयुक्त रहता है। इस स्थिति में स्त्री की पीठ पुरुष की ओर रहती है। पुरुष को चाहिए कि वह प्रवेश क्रिया के साथ ही अपने हाथों को स्त्री की पीठ के पीछे से आगे ले जाकर उसके स्तनों का मर्दन करे।

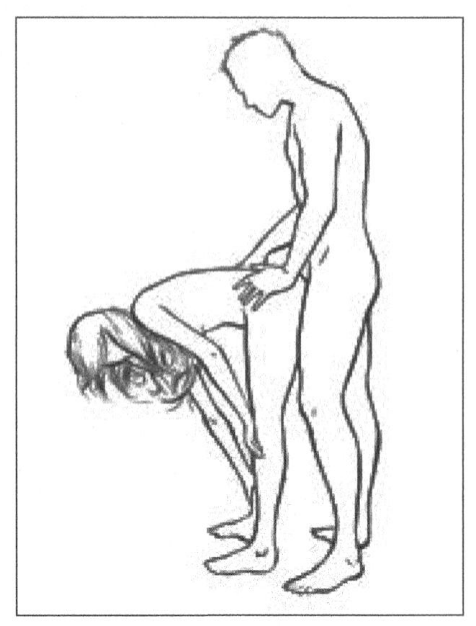

4. तकिये के ऊपर सुखासन

जब स्त्री पीठ के बल लेटकर अपने नितम्बों (Hips) के नीचे तकिये (Pillow) को इस प्रकार रखती है जिससे उसकी भग (Vulva) खिले हुए फूल की तरह फैल जाये तो यह आसन सम्पन्न होता हैं इसके साथ ही स्त्री को अपनी टाँगों को पूरी तरह फैलाना होता है। इस आसन में पुरुष अपने हाथ को स्त्री के नितम्बों के नीचे रखकर, अपने शिश्न को योनि में धीरे-धीरे प्रवेश कराता है। इस आसन

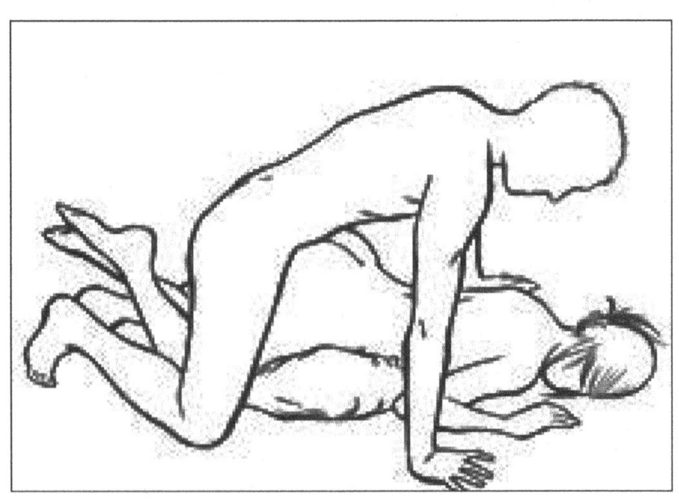

में स्त्री अपने नितम्बों को ऊपर-नीचे की ओर गति देकर पुरुष को पूरा सहयोग देती है। पुरुष को चाहिए कि वह जोश में आकर जोर-जोर से धक्के मारते हुए लिंग का प्रवेश नहीं कराये अन्यथा इससे उसके शिश्न के अग्र भाग को (जहाँ त्वचा शिश्न मुण्ड से जुड़ी रहती है) क्षति पहुँच सकती है। इस आसन में पुरुष पहले स्त्री की योनि में अँगुली डालकर दो-तीन मिनट तक घर्षण करता रहे। इसके साथ ही उसके भगांकुर पर भी हल्का घर्षण करे ताकि स्त्री पूरी तरह कामोत्तेजित हो जाये और उसकी योनि भली प्रकार आन्तरिक स्रावों से गीली तथा चिकनी बन जाये। वैसे तो यह क्रिया प्रत्येक सम्भोगासन में लिंग प्रवेश से पूर्व करने से दम्पत्ति के काम सुख में वृद्धि होती है परन्तु इस प्रकार के आसन में इसकी विशेष आवश्यकता होती है।

5. जंघा संकोचन आसन

इस आसन में स्त्री अपनी योनि में लिंग प्रवेश करवाने के बाद अपने पैरों को इस प्रकार बन्द कर लेती है कि वे पुरुष के पैरों के मध्य में आ जायें। इससे पुरुष का लिंग अधिक गहरायी तक नहीं जाता। यह आसन उन स्थितियों के लिए उपयुक्त है जब स्त्री पहली बार सम्भोग करवा रही हो क्योंकि कुमारी स्त्री अपनी योनि में गहरायी तक चोट करने वाले लिंग के आघात सहन नहीं कर पाती। उन शारीरिक स्थितियों में भी जब योनि किसी कारणवश सिकुड़ गयी हो या गर्भावस्था हो, यह आसन उपयुक्त रहता है।

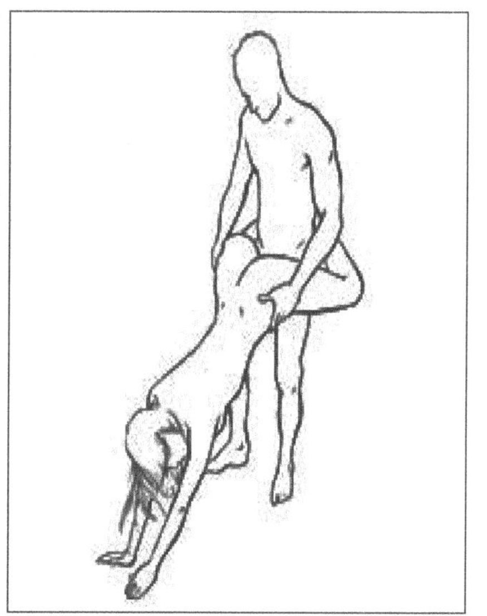

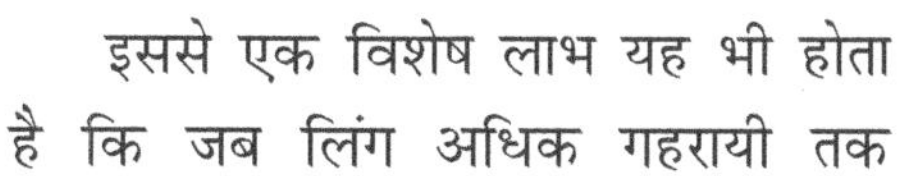

इससे एक विशेष लाभ यह भी होता है कि जब लिंग अधिक गहरायी तक

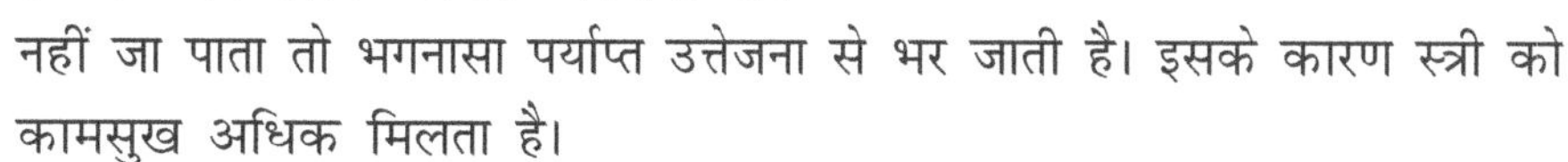

नहीं जा पाता तो भगनासा पर्याप्त उत्तेजना से भर जाती है। इसके कारण स्त्री को कामसुख अधिक मिलता है।

यह आसन उन पुरुषों के लिए भी सुखदायक है जिनका लिंग तनाव की कमी के कारण पूरा खड़ा नहीं होता क्योंकि स्त्री की जंघाओं के मिले हुए होने

के कारण लिंग को योनि से वाहन सरकने की सुविधा नहीं होती। नतीजन लिंग को योनि में रहकर मैथुन क्रिया को चरम सीमा तक पहुँचाना होता है।

6. जंघाओं को फैलाकर सम्भोग

जब स्त्री अपने पैरों को घुटनों से मोड़कर अपनी जांघों को पूरी तरह खोल देती या फैला देती है तब योनि के भगोष्ठ भी खुल जाते हैं। इस प्रकार के आसन में छोटी योनि में शिश्न का प्रवेश सरलता से हो जाता है। स्त्री को लिंग प्रवेश के समय कष्ट नहीं होता है।

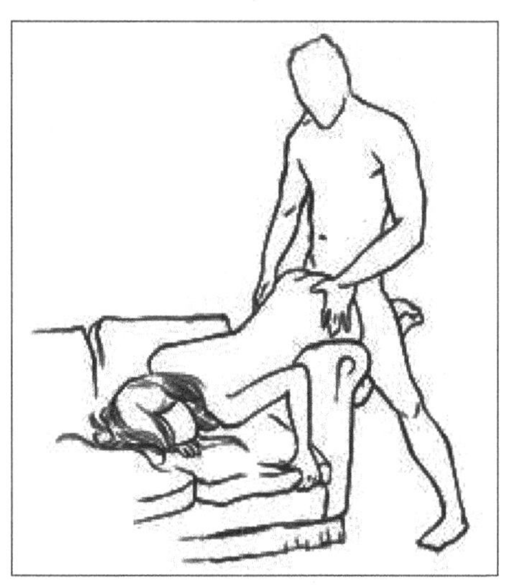

7. अगल-बगल लेटकर किये जाने वाले आसन

अधिकांश लोगों द्वारा इस प्रकार के आसन अधिक पसन्द किये जाते हैं, विशेष रूप से विवाह के एकाध वर्ष बाद। इसका विशेष कारण यह है कि इसमें प्राक्क्रीड़ा (Fore play), कामक्रीड़ा (Sexgames) और सम्भोग ही नहीं वरन् उसके बाद लिपटकर सो जाने की सभी क्रियाएँ लेटकर की जा सकती हैं। इससे दम्पत्ति पर शारीरिक या मानसिक श्रम भी कम पड़ता है। इस प्रकार के आसनों में यदि स्त्री अपनी बायीं करवट लेटी हो तो अपनी दाहिनी टाँग और अगर दाहिनी करवट लेटी हो तो बायीं टाँग पुरुष की कमर के ऊपर रख दे। इसके बाद पुरुष उसके उरोजों का मर्दन करने, चुम्बन करने आदि की क्रीड़ाएँ कर अपने प्रेम को प्रकट करते हुए सम्भोग की क्रिया को धीमे-धीमे आगे बढ़ायें और पूर्ण मिलन

हेतु शिश्न को योनि में प्रवेश करा कर आराम से उस समय तक घर्षण करता रहे जब तक दोनों सन्तुष्ट न हो जाये।

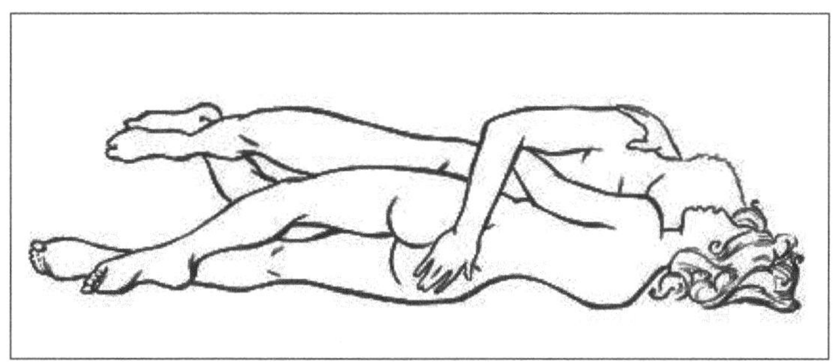

8. पति की ओर पीठ करके सम्भोग

यदि पत्नी चाहती है कि पति का लिंग उसकी योनि में अधिक गहरायी तक नहीं जाये अथवा वह गर्भवती हो तो वह उसकी ओर पीठ करके लेट जाये। पति पीछे से ही योनि में लिंग प्रवेश कर सम्भोग करे। इससे दोनों को ही उचित रूप से सुख-सन्तोष मिलता है।

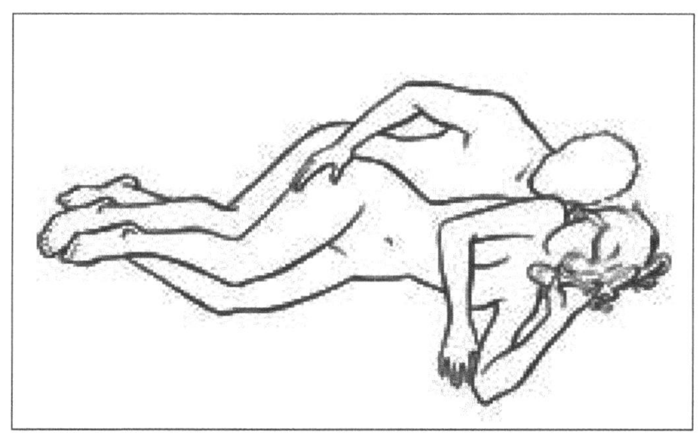

9. पति के वक्ष, कन्धे या पेडू पर पैरों को रख कर सम्भोग

पति पीठ के बल लेटी पत्नी की जंघाओं को अपने कन्धों पर, वक्ष पर या पेडू पर रख कर प्रणय क्रीड़ाएँ तथा सम्भोग क्रिया को सहर्ष सम्पन्न करता है। इस आसन को पति-पत्नी का एक पैर या दोनों पैर अपने कन्धे, वक्ष या पेडू पर रखते हुए कर सकता है।

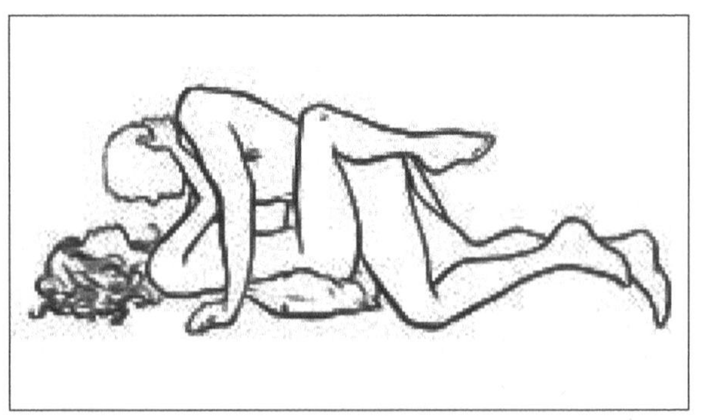

10. पदमासन सम्भोग

पीठ के बल लेटी पत्नी जब अपने बायें पैर को मोड़कर दाहिनी जंघा पर तथा दाहिने पैर को मोड़कर बायीं जंघा पर रख लेती है तो पदमासन जैसी शारीरिक मुद्रा बन जाती है। पति पदमासन की मुद्रा में लेटी पत्नी की योनि गुहा में अपने शिश्न को प्रवेश कराते हुए सम्भोग करता है। इसके लिए वह पत्नी की जंघाओं के निचले भाग को ऊपर उठा लेता है।

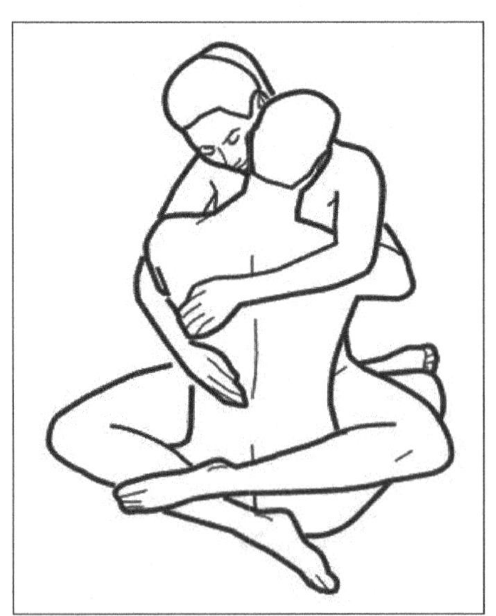

11. पवन मुक्तासन में सम्भोग

स्त्री पीठ के बल लेट कर अपनी दोनो टाँगों को मोड़कर अपने वक्ष पर घुटनों को दबाये और पुरुष बैठ कर अथवा खड़ा होकर शिश्न को रतिगुहा में प्रवेश करता है।

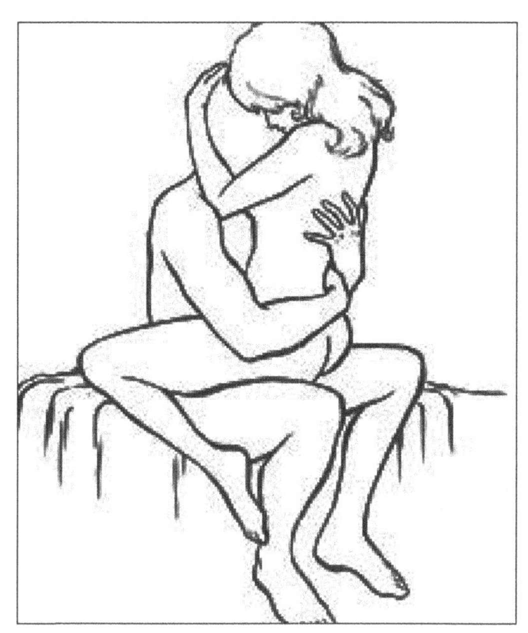

12. खड़े होकर किये जाने वाले सम्भोगासन

पत्नी दीवार के सहारे खड़ी हो, समीप खड़े पति की कमर में एक टाँग लपेट ले और दूसरे पैर को पति के पैर पर रखकर मैथुन करे। पति के गले में दोनों हाथ डाल दे।

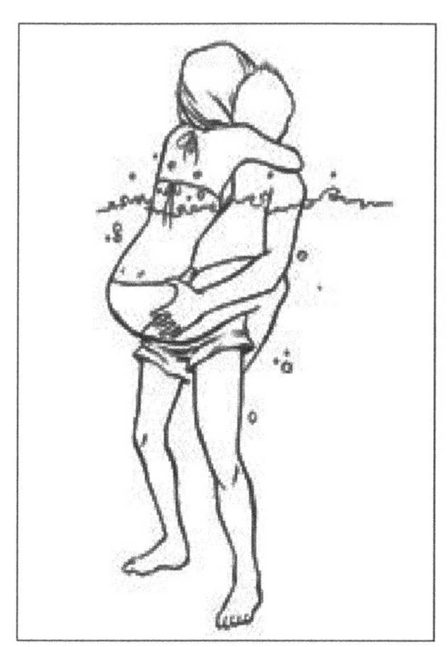

13. उपर्युक्त आसन का दूसरा प्रकार

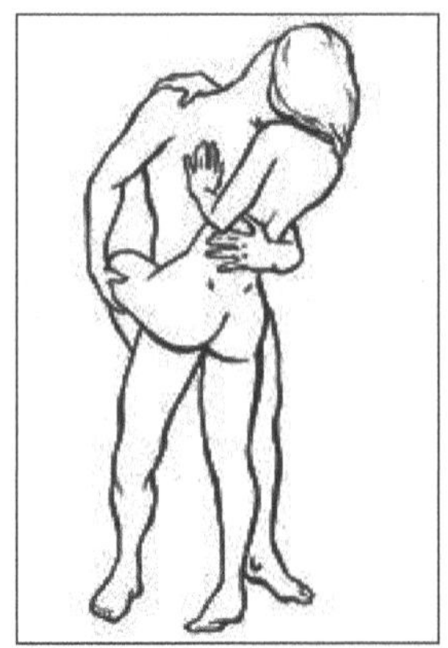

पति के गले में दोनों हाथ फूलों के हार की तरह मजबूती से डाल ले, पति उसे आलिंगन में बाँधे, पत्नी अपनी दोनों टाँगें पति की कमर में लपेट ले। पति अपने दोनों हाथों को आपस में बाँधकर पत्नी के नितम्बों को सहारा देता रहे और इसी मुद्रा में रहते हुए दोनों सम्भोग करे।

14. बैठकर किये जाने वाले आसन

दोनों आमने-सामने बैठ जायें। पत्नी अधलेटी हो, पति उसकी खुली जंघाओं के बीच आकर लिंग प्रवेश करे फिर धीरे-धीरे उसे अपनी गोद में बैठाकर मैथुन करे।

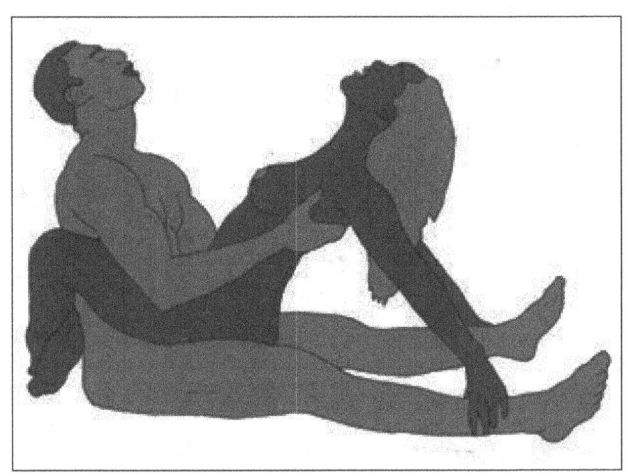

15. अन्य सम्भोगासन

पति-पत्नी आपसी सहमति और रुचि के अनुसार तथा शारीरिक क्षमता के आधार पर अन्य प्रकार के सम्भोग आसनों में कामसुख भोग कर सकते है।

मिलन स्थल

जैसा कि हमने ऊपर वर्णन किया, पति-पत्नी की सहमति, रुचि तथा उनकी शारीरिक-शक्ति के अनुसार ही उन्हें जिन आसनों में अधिकतम सुख मिले उन्हें ही करना चाहिए। यदि चाहें तो इस विषय में पुस्तकों, इण्टरनेट या अनुभवी

शुभेच्छुओं की सलाह ले सकते हैं परन्तु वास्तविक निर्णय दम्पत्ति को ही करना श्रेष्ठ रहता है।

सम्भोगासन ऐसे होना चाहिए जिनमें दोनों को अधिकतम आनन्द की अनुभूति हो। उपर्युक्त तीन आधारों पर अपने शयन कक्ष की शैया के अतिरिक्त, घर में झूला डालकर या स्नानागार को भी मिलन स्थल बनाया जा सकता है। मिलन स्थल निश्चित करने के बाद अपनी शारीरिक सुरक्षा तथा आवश्यक सुविधाओं का ध्यान रखें। उदाहरण के लिए झूले की पहले से परीक्षा कर लें कि वह आप दोनों के शारीरिक भार तथा कामक्रीड़ाएँ व प्राक्क्रीड़ाएँ आदि को सहन कर सकता है या नही। स्नानागार में भी पहले से निरीक्षण कर लें कि उसका फर्श आदि अधिक चिकना तो नहीं? फिसलने या बिरने की सम्भावनाएँ होना ठीक नहीं। वहाँ आप दोनों की रुचि के साबुन, मालिश तेल, इत्र, पाउडर, परफ्यूम, नये अण्डर-गारमेण्टस, कण्डोम, बड़ा-सा एक या दो दर्पण (Mirror) आदि होने आवश्यक हैं।

बहुत से लोग गैराज में रखी एयरकण्डीशन्ड एसी कार में खाने-पीने, शराब-सिगरेट आदि की चीजें ले जाकर सम्भोग करते हैं। इसमें कोई गलत या अनैतिक बात नहीं। परन्तु कभी-कभी ऐसी दुर्घटनाएँ हो जाती है कि शराब अधिक पीने से या सिगरेट का धुँआ कार में ही रुक जाने पर या अन्य कारण से दम घुटने से मृत्यु हो जाती है। भारत के कई नगरों में ऐसी दुर्घटनाएँ हो चुकी है। शराब के नशे में दम्पत्ति सम्भोग के बाद बन्द कार में ही सो जाते हैं। गैराज बन्द होने से कार में स्वच्छ वायु (आक्सीजन) नहीं जा पाती और मृत्यु हो जाती है। इन सभी सावधानियों का ध्यान रखें।

स्वीमिंग पूल में सम्भोग

टाजकल रबर, स्पंज, प्लास्टिक और रबरफोम आदि के बने ऐसे छोटे-छोटे (10-15 फिट लम्बे, 2-3 फिट गहरे) स्वीमिंग पूल आते हैं जिनमें हवा भरने पर उन्हें पूरे आकार में लाया जा सकता है। इनमें पनी भर दम्पत्ति जल में सम्भोग कर सकते है। परन्तु मुख्य बात-अपनी सुरक्षा का ध्यान सदा रखें। ऐसे कृत्रिम छोटे तालों में अथवा प्राकृतिक तालाबों में पति-पत्नी अपनी गरदन को सदैव जल की सतह से ऊपर रखें।

चाँदनी रात में पहाड़ियों से घिरी किसी झील, नदी अथवा समुद्र में बड़ी

नौका या शिप में कमरा किराये पर लेकर उसकी छत पर भी प्रणय मिलन के सुख का अनुभव किया जा सकता है।

कामक्रीड़ाओं (Sexgames), प्राक्क्रीड़ाओं (Fore plays) और सम्भोग (Sex) के सम्बन्ध में प्रत्येक व्यक्ति को अपनी सुन्दर कल्पनाओं का उपयोग अवश्य करना चाहिए। प्रेमी-प्रेमिका अपनी कल्पनाओं, इच्छाओं तथा शक्तियों के अनुसार अपने काम-जीवन में नित-नूतनता ला सकते है।

शिश्न प्रवेश प्रहार तथा घर्षण की मुख्य विधियाँ

1. योनि के बाहरी भाग पर ही शिश्न को फिराना। इसमें भगोष्ठों, भगांकुर, योनि छिद्र के ऊपर ही ऊपर पुरुष अपना शिश्न फिराना या घर्षण करता है।
2. रति गुहा (योनि) में केवल 2 या 3 इंच अन्दर तक अपना यौनांग (लिंग) प्रवेश करके घर्षण करता है।
3. रति गुहा में अपना यौनांग पूरा प्रवेश करने के बाद लगातार धीमें-धीमें या बलपूर्वक घर्षण करता रहता है। पूरी समयावधि में वह रति गुहा के अन्दर ही रहता है।
4. पुरुष अपने कामदण्ड (लिंग) को योनि के अन्दर ले जाकर चक्राकार घुमाता है।
5. पुरुष द्वारा स्त्री की रति गुहा में लिंग डालकर बार-बार पूरा निकालकर प्रवेश कराया जाता हैं

पति-पत्नी अपनी शरीकि-शक्ति, इच्छा और आवश्यकता के अनुसार कोई भी विधि अपना सकते है।

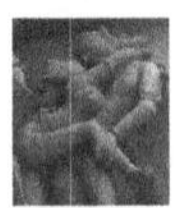

वैवाहिक जीवन में भरें नये रस-रंग

जीवन एक कला है और अपने वैवाहिक जीवन में नये रस-रंग भरना सबसे महत्त्वपूर्ण तथा सरस कला व मनोविज्ञान। इसके लिए हमें (पति-पत्नी दोनों को) नित्य पन्द्रह मिनट निकालने चाहिए। इस समय यह विचार करना चाहिए कि हमारे आपसी जीवन में कोई कटुता तो नहीं आ रही है। यदि ऐसा हो तो उस कटुता को शीघ्र खत्म करने के उपाय विचारना तथा उन्हें अपनाना चाहिए। साथ ही इस विषय पर भी मनन करना आवश्यक है कि अपने घरेलू व्यवहार तथा काम सम्बन्धों में मधुरता व नवीनता लाने के लिए क्या किया जाय।

यदि पति-पत्नी दोनों प्यार से मिलकर इन विषयों के बारे में विचार करेंगे तो निश्चय ही उनके जीवन में अधिक मधुरता आयेगी।

1. सुखी दाम्पत्य जीवन का सबसे बड़ा रहस्य इस बात में है कि तन-मन से एकाकार होने के बाद भी दोनों एक-दूसरे के लिए आकर्षण का केन्द्र बने रहें। इसके लिए निम्नलिखित उपाय अपनाइए।
2. पत्नी को चाहिए कि सहवास के बाद फिर से लज्जा को अपना मुख्य आभूषण बना ले ताकि पति एक बार फिर से उस लज्जा के परदे को हटाने का प्रयत्न करे। कामक्रीड़ा तथा मिलन की नयी-नयी विधियाँ अपनाये।
3. पति-पत्नी को चाहिए कि वे अपने बीच थोड़ी-सी दूरी या औपचारिकता बनाये रखें। 'आप' से 'तुम' पर नहीं आये।
4. अपनी कामेच्छा को कविता, गीत आदि के माध्यम से प्रकट करे।
5. कोई भी कार्य करने पर प्रशंसा अवश्य करें। वह कार्य चाहे पति ने किया हो या पत्नी ने। दूसरे साथी का प्रयत्न हो कि वह अच्छा कार्य करने वाले पार्टनर की प्रशंसा करे। इसी प्रकार पति-पत्नी को एक-दूसरे के रूप-रंग, वेशभूषा आदि की प्रशंसा से नहीं चूकना चाहिए।

6. जन्मदिवस या त्योहारों पर ही नहीं वरन् कोई विशेष बात न होने पर भी छोटे-मोटे उपहार देते रहना चाहिए।

7. मुस्कराना, हँसना, जोक्स करना, गाना आदि नित्य किसी न किसी रूप में चलते रहने से दाम्पत्य जीवन में सरसता बनी रहती है।

हमारे एक प्रिय मित्र अपने कार्यालय का काम निपटाकर जब वापस आते हैं तो अपनी पत्नी व बच्चों को नया मजाक या कोई सरस कविता, दोहा आदि अवश्य सुनाते है। उनके आते ही सभी के चेहरो पर मुस्कान खिल उठती है। उन्होंने मुझे बताया कि सफल गृहस्थ जीवन के लिए यह बहुत जरूरी है कि आप अपने व्यवसाय की चिन्तायें घर पर नहीं लायें तथा घर की चिन्तायें ऑफिस न ले जाये।

यदि पत्नी या पति को किसी विषय पर सलाह लेनी है, मतभेद दूर करने हैं अथवा कोई दु:खद या गुप्त बात बतानी है तो एकान्त में विचार-विनिमय करें, बच्चों या अन्य के सामने नहीं करें। सुखी जीवन के लिए पत्नी व बच्चों के साथ कुछ समय बिताना बहुत आवश्यक हैं इसके अतिरिक्त कभी-कभी छुट्टी लेकर पर्यटन पर जाने, साथ-साथ क्लब्स, होटल, प्राकृतिक स्थलों, आदि पर जाने का कार्यक्रम बनाते रहे। प्यार की नयी-नयी विधियाँ सीखें और आजमायें।

8. एक-दूसरे के दोषों, गलतियों, कमियों, अवगुणों आदि को बताने से पूर्व गुणों की प्रशंसा अवश्य करना चाहिए।

9. काम, स्वास्थ्य आदि से सम्बन्धित समस्यओं अथवा इच्छाओं को बताने में संकोच बिलकुल नहीं करना सुखद दाम्पत्य जीवन के लिए आवश्यक है। पति या पत्नी की बीमारी में सम्भोग करने की इच्छा नहीं करना चाहिए वरन् बीमार पार्टनर की दवा-दारु और सेवा द्वारा उसका मनोबल बढ़ाइये।

10. अपने स्वास्थ्य, सौन्दर्य का ध्यान रखिये। नित्य व्यायाम करने तथा पौष्टिक भोजन लेने को प्राथमिकता दीजिए।

11. अच्छे पति-पत्नी को एक-दूसरे पर ताने मारने तथा व्यंग्य वाण चलाने से पूरी तरह बचना जरूरी है। यदि एक को क्रोध आ रहा हो तो दूसरा उस स्थान से हट जाये। दूसरे का क्रोध शान्त होने पर अपना दृष्टिकोण

समझाये। अपनी बात या तर्क समझाते समय अपने को पूरी तरह दूसरे के स्थान पर रखकर विचार करें तथा दूसरे के दृष्टिकोण को पहले समझे फिर अपनी बात प्रेमपूर्वक करें।

12. पति से आवश्यकता से अधिक धन माँगने, उसे रिश्वत या भ्रष्टाचार अथवा अनैतिक उपायों से धन कमाने से सदैव रोके। याद रखे- दूसरों का शोषण करके, धोखा देकर, देश या समाज के साथ विश्वासघात करके जो धन कमाया जाता है उसका परिणाम अन्तम में बहुत भयानक होता है। इसके साथ ही उचित उपायों से धनोपार्जन करने के लिए उत्साहित करे।

13. पति-पत्नी का एक-दूसरे पर पूर्ण विश्वास करना सदैव सुख-सन्तोष लाता है। आधुनिक युग में स्त्री-पुरुषों कमो अपनी नौकरी या व्यापार के सिलसिले में बाहर निकलना पड़ता है। इसके कारण उन्हें दूसरी महिलाओं तथा पुरुषों के साथ भी वार्तालाप या कार्य करने होते है। इस तथ्य को ध्यान में रखते हुए पति या पत्नी द्वारा दूसरे की प्रशंसा करने पर ईष्या-द्वेष नहीं करें।

'आपका चरित्र खराब है।' या 'आप दूसरी स्त्री से प्यार करते है' अथवा 'आजकल आप कहाँ गुलछर्रे मारते फिर रहे हैं।' आदि वाक्यों से बनी हुई बात भी बिगड़ जाती है।

इसी प्रकार पति की बुद्धिमानी इसी में है कि वह कोई ऐसे वाक्य नहीं बोले जिससे पत्नी समझे कि वह उसके चरित्र पर सन्देह कर रहा है। उदाहरण के लिए सर्विस करने जाने वाली पत्नी से यह कहना, 'बड़ा श्रृंगार हो रहा है आज किस दोस्त से मिलने जा रही हो?' आदि अशोभनीय और सन्देह पैदा करने वाली बातें होती हैं। याद रखिए! नारी की तिरछी चितवन और मोहन मुस्कान में वह जादू छिपा है कि बड़े-बड़े शूरवीर उसके वश में हो जाते हैं। इसी प्रकार पुरुष की शक्ति, दृढ़ता, मधुरवाणी और रौबदार व्यक्तित्व के सामने अप्सराओं-सी सुन्दर नारियाँ भी हृदय हार जाती हैं। अतः सबसे अधिक आवश्यक है।

14. प्रत्येक व्यक्ति तथा परिवार को अपने जीवन में उत्थान-पतन, गरीबी-अमीरी तथा सुख-दुःख के समय से गुजरना पड़ता है। प्रायः प्रेम की परीक्षा गरीबी और कठिनाइयों से भरे समय में ही होती है। ऐसे समयाविध में पति-पत्नी

को एक-दूसरे के प्रति अधिक प्रेम व सहयोग का भाव रखना चाहिए। यही समय हैं जब दोनों अपने त्याग तथा सेवाभाव के कार्यों द्वारा अपने प्यार की अमिट छाप एक-दूसरे के दिलों पर बना सकते हैं।

मैंने सर्वेक्षण करते हुए यह देखा है कि कुछ युवा विवाह करके या लिव-इन-रिलेशंस में एक या दो वर्ष तक रहते है। उनकी पूरी कोशिश रहती है कि बच्चे न हों। प्राय: इस कोशिश में वे सफल रहते हैं। यदि उनकी आपस में अच्छी-भली निभ जाती है तब तो ठीक वरना समझदारी के साथ अलग हो जाते है और दूसरा जीवनसाथी बना लेते हैं। कहने का आशय यह है कि यदि पति-पत्नी में सदा अनबन रहे, मारपीट हो तो ऐसे विवाह बन्धन को लाश की तरह ढोने से बेहतर है कि सज्जनता के साथ तलाक ले लिया जाये।

याद रखिए! वसन्त आने पर यौवन का फूल खिलता है और पतझड़ आने पर मुरझाकर गिर जाता है, जैसा कि किसी कवि ने कहा है-

विकसित होते मुर्झाने को फूल,
उदित होता छिपने को चन्द।
यहाँ किसका स्थिर यौवन,
अरे! छोटे से क्षण भंगुर जीवन।।

अत: विवेकपूर्ण स्त्री-पुरुष वही हैं जो अपने शारीरिक तथा मानसिक प्यार को गृहस्थाश्रम में रहते ही आध्यात्मिक प्यार में रुपान्तरित करने में सफल हो जाते है।

'धर्म, अर्थ, काम, मोक्ष के क्रमानुसार जिसने काम से उत्पन्न प्रेम के मार्ग पर चलते हुए उस रहस्यमय प्रेम का अनुभव कर लिया जो अनन्त व अविनाशी है, उसी का मानवदेह में आना सफल हुआ।

इसी नि:स्वार्थ प्रेम के बारे में कहा गया है- 'प्रेम ही परमात्मा है।' (Love is God) वरना काम सुख तो पशु भी कर लेते हैं।

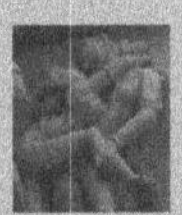

अन्त में....

हम आशा करते हैं कि प्रस्तुत पुस्तक में आपके सेक्स संबंधी संपूर्ण जिज्ञासाओं का समाधान मिल गया होगा। सेक्स संबंधी अन्य जानकारियों के लिए आप हमारे यहाँ से प्रकाशित इस विषय की कोई दूसरी पुस्तक लेकर अपना ज्ञान बढ़ा सकते हैं।

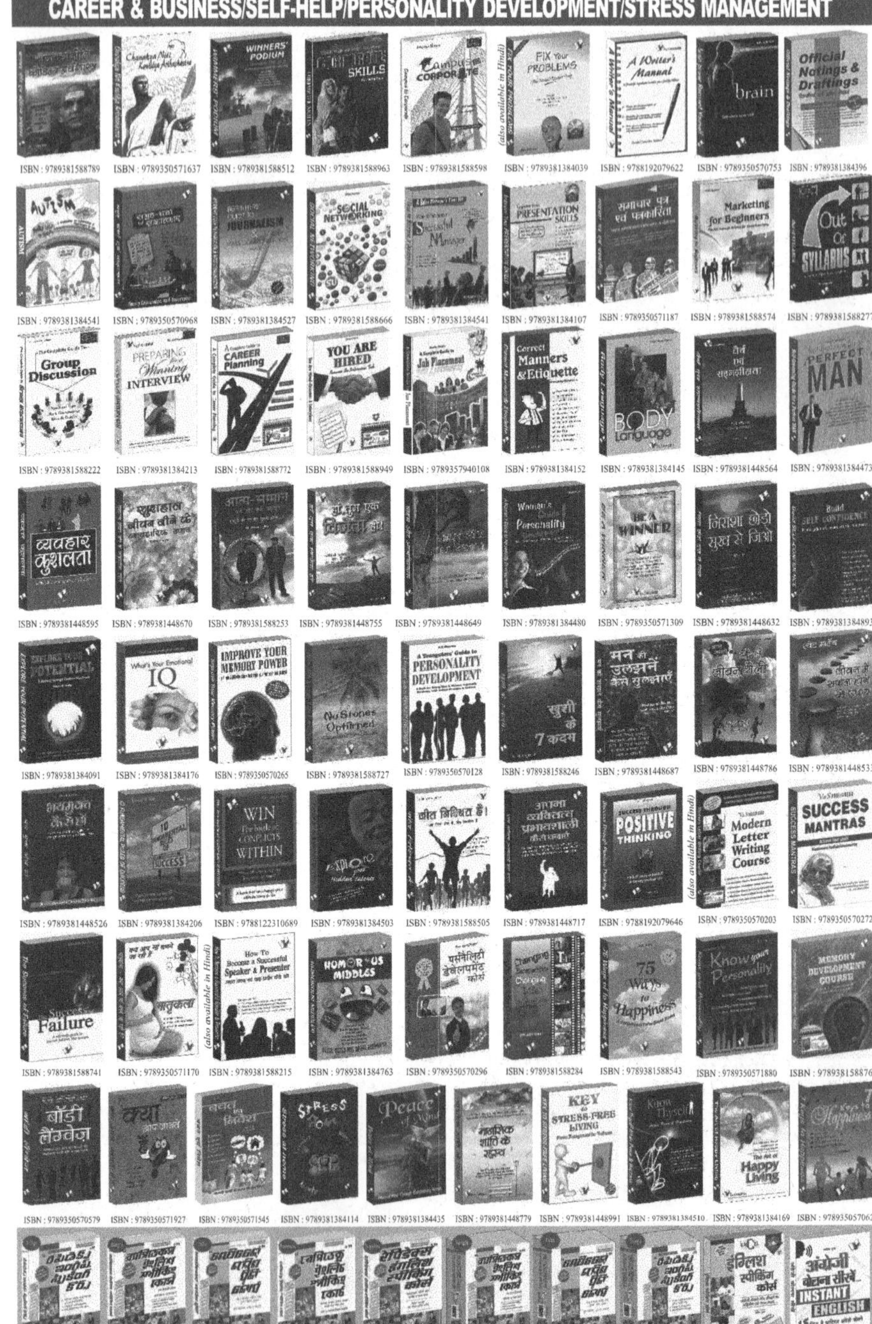
CAREER & BUSINESS/SELF-HELP/PERSONALITY DEVELOPMENT/STRESS MANAGEMENT
ISBN : 9789381588789 ISBN : 9789350571637 ISBN : 9789381588512 ISBN : 9789381588963 ISBN : 9789381588598 ISBN : 9789381384039 ISBN : 9788192079622 ISBN : 9789350570753 ISBN : 9789381384396
ISBN : 9789381384541 ISBN : 9789350570968 ISBN : 9789381384527 ISBN : 9789381588666 ISBN : 9789381384541 ISBN : 9789381384107 ISBN : 9789350571187 ISBN : 9789381588574 ISBN : 9789381588277
ISBN : 9789381588222 ISBN : 9789381384213 ISBN : 9789381588772 ISBN : 9789381588949 ISBN : 9789357940108 ISBN : 9789381384152 ISBN : 9789381384145 ISBN : 9789381448564 ISBN : 9789381384473
ISBN : 9789381448595 ISBN : 9789381448670 ISBN : 9789381588253 ISBN : 9789381448755 ISBN : 9789381448649 ISBN : 9789381384480 ISBN : 9789350571309 ISBN : 9789381448632 ISBN : 9789381384893
ISBN : 9789381384091 ISBN : 9789381384176 ISBN : 9789350570265 ISBN : 9789381588727 ISBN : 9789350570128 ISBN : 9789381588246 ISBN : 9789381448687 ISBN : 9789381448786 ISBN : 9789381448533
ISBN : 9789381448526 ISBN : 9789381384206 ISBN : 9788122310689 ISBN : 9789381384503 ISBN : 9789381588505 ISBN : 9789381448717 ISBN : 9788192079646 ISBN : 9789350570203 ISBN : 9789350570272
ISBN : 9789381588741 ISBN : 9789350571170 ISBN : 9789381588215 ISBN : 9789381384763 ISBN : 9789350570296 ISBN : 9789381588284 ISBN : 9789381588543 ISBN : 9789350571880 ISBN : 9789381588765
ISBN : 9789350570579 ISBN : 9789350571927 ISBN : 9789350571545 ISBN : 9789381384114 ISBN : 9789381384435 ISBN : 9789381448779 ISBN : 9789381448991 ISBN : 9789381384510 ISBN : 9789381384169 ISBN : 9789350570623
ISBN : 9789381448908 ISBN : 9789381448915 ISBN : 9789381448922 ISBN : 9789381448939 ISBN : 9789381448946 ISBN : 9789357940795 ISBN : 9789357940801 ISBN : 9789357940818 ISBN : 9789357941303 ISBN : 9789357941853

FICTION/FUN & FACT, TALES & STORIES/LEISURE READING

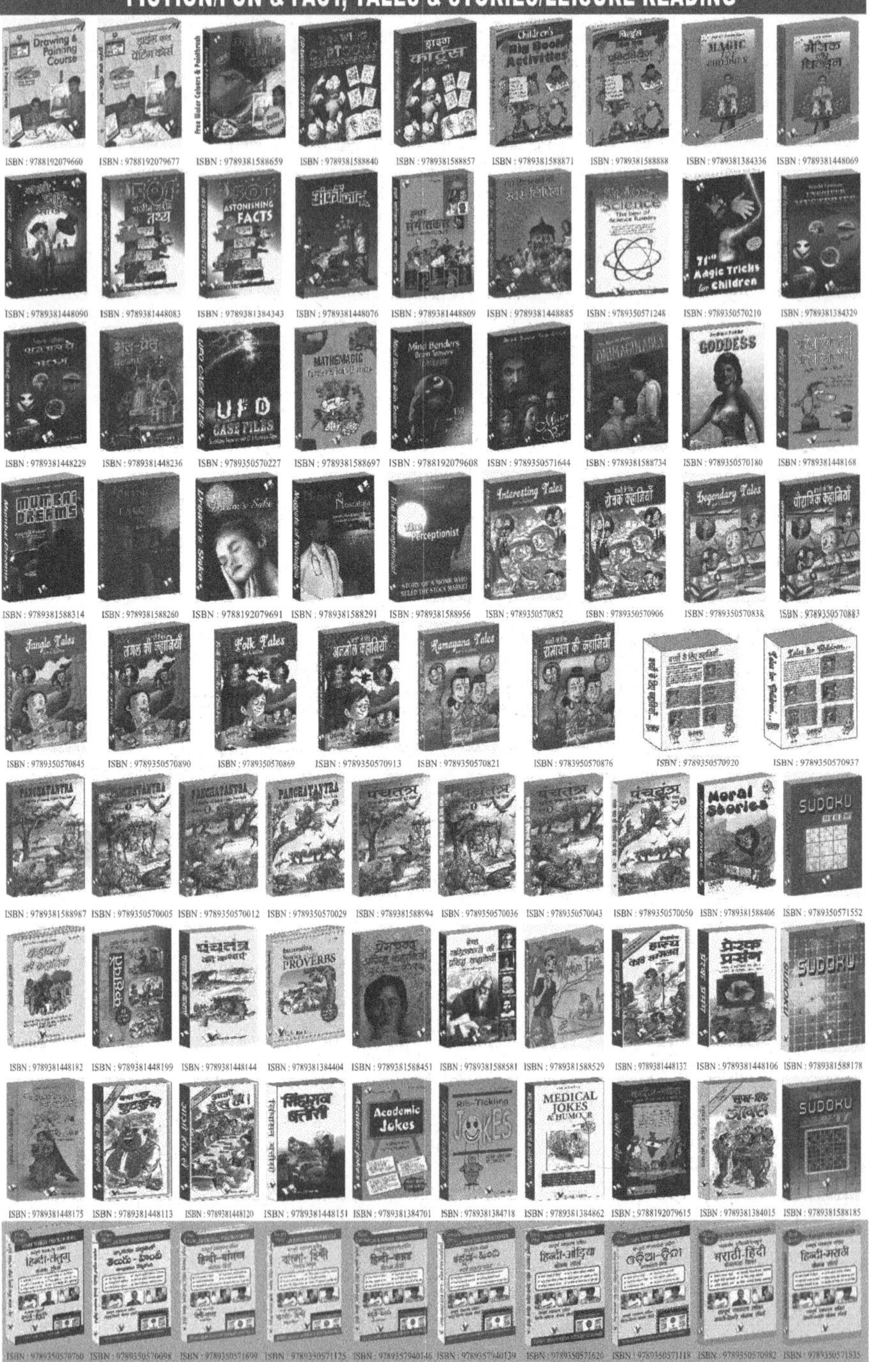

All books available at: **www.vspublishers.com**